KARUNA UNIVERSAL

JOHNNY DE' CARLI

KARUNA UNIVERSAL

NOVA SENDA

KARUNA UNIVERSAL

Revisão: Carla Cristiane Mello
Diagramação: Décio Lopes
Ilustração da capa: Guilherme M. de Araújo
Ilustrações dos símbolos: Luiz Carlos Costa

DADOS INTERNACIONAIS DE CATALOGAÇÃO NA PUBLICAÇÃO (CIP)
Angélica Ilacqua CRB-8/7057

De' Carli, Johnny –

Karuna Universal / Johnny De' Carli. 1ª edição. São Paulo. Editora Nova Senda, 2022
208 páginas: il.

ISBN 978-65-87720-09-8

1. Medicina energética 2. Energia Vital 3. Karuna I. Título

22-0724 CDD 615.852

Índices para catálogo sistemático:

1. Medicina energética

EDITORA NOVA SENDA
Rua Jaboticabal, 698 – Vila Bertioga – São Paulo/SP
CEP 03188-001 | Tel. 11 2609-5787
contato@novasenda.com.br | www.novasenda.com.br

Nota do autor

A exemplo do Reiki, para tornar-se um praticante de Karuna é imprescindível procurar antes um mestre do Método Karuna. É necessário receber a Iniciação (Sintonização) de um mestre devidamente habilitado para tal atividade. Após isso, este manual pode tornar-se um guia, entretanto, em nenhuma hipótese pode ser considerado um manual de autoaprendizagem. O Método Karuna não pode ser aprendido por meio de livros, apostilas, vídeos ou de áudios. Aquele que se dispuser a praticá-lo sem a devida Iniciação não estará utilizando a Energia Karuna, e sim comprometendo a sua própria energia pessoal *(ki)* com resultados prejudiciais à saúde.

O Autor

"Não se pode transferir algo que a pessoa não possua em si própria."
Johnny De' Carli

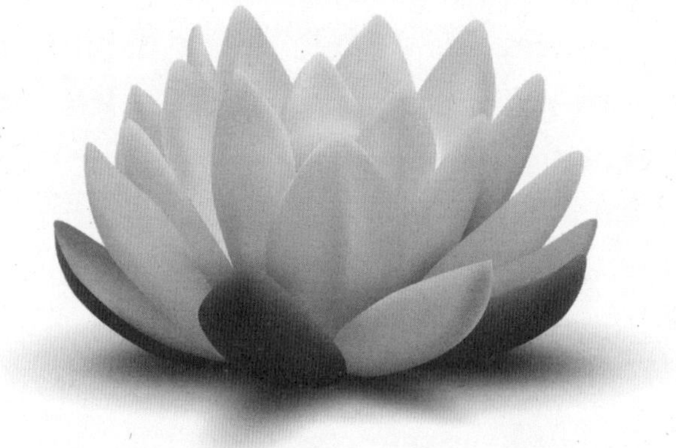

"O amor não pode ser inventado ou criado, ele já existe por si mesmo dentro de cada um de nós, muitas vezes oculto sob máscaras mais profundas de nosso ser. Essa centelha de amor está em ressonância perfeita com as energias Reiki e Karuna, porque pertencem à mesma Fonte."

Johnny De' Carli

Dedicatória

Aos meus pais Alicia Requena e Carlos De' Carli Neto, pela dádiva da vida e pela proteção, preocupação, atenção e amor com que nutriram minha infância. Desconfio que Deus, como não podia estar em toda parte, criou as mães. Depois de Deus, nossa mãe!

À minha querida esposa Rita de Cássia Lima De' Carli que, na prática da boa magia mineira, me ensina a importância do silêncio. Para os mineiros, o silêncio não comete erros.

Aos meus irmãos Carlos, Helio e Ricardo, por tudo o que passamos juntos em nossa infância e pela grande amizade que nos une. Como é bom ter irmãos!

Aos meus filhos Juliana, Diana e Daniel, pela grande experiência da paternidade e pelo amor que me dá forças para avançar. A família é uma das obras-primas da Natureza!

Aos meus cinco netinhos Daniel, Lorenzo, Maria Lídia, Maria Clara e Maitê, por esta grande experiência de vida.

À minha nora Geani e aos genros Clayton e Lorenzo, por me presentearem com lindos netos e fazerem meus filhos e netos tão felizes.

Também a você, que vive e trabalha para o bem.

"Dê bastante atenção a sua família, ela é a base de tudo."

Johnny De' Carli

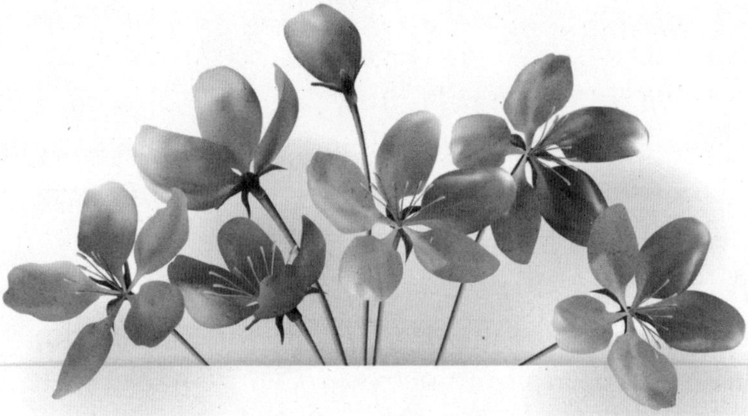

Gratidão!!!

"O Universo doa em abundância
quando você adota uma atitude de gratidão."

Johnny De' Carli

Agradecimento

Agradeço primeiramente a Deus e aos meus pais, pela experiência desta vida.

Agradeço aos meus mentores espirituais, que me assistem em todas as etapas do "Caminho", irradiando a chama da Verdade.

Agradeço à minha combatente esposa Rita de Cássia Lima De' Carli, cujo apoio foi fundamental para a realização desta obra.

Agradeço à mestre de Karuna Cassia Treviso pelas Iniciações nos Níveis 1, 2 e Mestrado do Método Karuna, ocorridas em São Paulo no ano de 1999.

Agradeço à Maria Helena Ramalho (*in memoriam*), a Décio Lopes, a Luiz Carlos Costa, à Ivone Ferreira, à Claudiane Andre de Sousa, à Maria do Socorro Portela Oliveira (Andreza), à Adélia Aparecida Silva Teófilo e à Carla Cristiane Mello pelo suporte operacional.

Agradeço aos meus alunos, que me procuraram para aprender e acabaram sendo meus grandes e maiores mestres. Não encontro palavras para expressar o quanto lhes sou grato por me mostrarem que sempre tenho muito a aprender.

"Lembre-se de que ninguém vence sozinho. Tenha gratidão no coração e reconheça prontamente aqueles que o ajudaram."

Johnny De' Carli

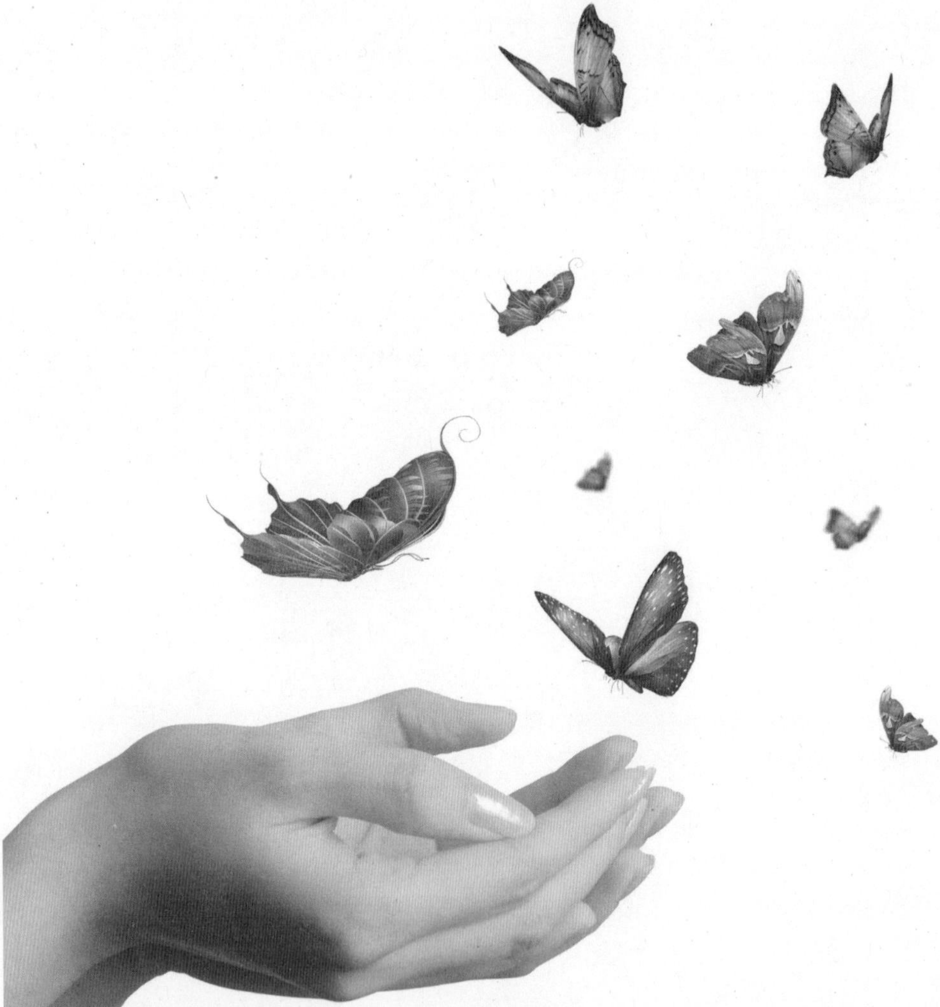

"As mãos que presenteiam flores,
guardam sempre a memória de sua fragrância."
Johnny De' Carli

Prefácio

Quando fui Iniciada no Nível 3-A de Reiki, passei por uma grande transformação. Minha experiência foi maravilhosa, foi um divisor de águas. Naquele momento eu decidi que iria fazer a quarta, quinta, sexta, a vigésima Iniciação. Percebi que o Reiki era muito mais do que um Método de canalização para a cura e o bem-estar. É de fato um "portal" de transcendência. E assim fui para a Iniciação do Reiki Master.

Na verdade, não percebi grandes mudanças de consciência. Foi mudança de vida, pois comecei a ministrar os cursos de Reiki que me enriqueceram em conhecimento, experiência e sabedoria. No início de 1998, fiquei sabendo que tinha um outro Método de canalização com o nome de Karuna. Naquela época não tinha ninguém dando este curso no Brasil e, por várias conveniências, fui para Barcelona, Espanha, fazer o curso de Karuna com o mestre Julio Pardilla.

"De uma forma ou de outra, somos sempre conduzidos para o Caminho que precisamos percorrer."
Johnny De' Carli

É difícil descrever o que aconteceu, pois minha experiência com o Karuna foi espetacular, foi outro divisor de águas. Depois disso, fiz várias outras Iniciações em diferentes métodos de canalizações, e nenhum outro superou a minha vivência com o Karuna. Todos acrescentaram, tenho carinho por eles, cada um com suas características, com suas frequências.

Com o Karuna passei a acessar outros níveis de dimensão, viver em estado de felicidade plena. Para o meu crescimento tem sido um grande portal, e como método terapêutico se mostra muito mais potente, rápido e profundo para quem recebe sua Energia.

Em janeiro de 1999, tive a felicidade de transmitir o Método Karuna para Johnny De' Carli. Sempre fico feliz em passar a técnica adiante, assim, quanto mais pessoas trabalharem com o Karuna, mais rápido ele se propaga, mais pessoas podem se beneficiar e ajudar a elevar a frequência energética de todo o Planeta. Sendo que Johnny faz um trabalho sério e tem uma potência energética maravilhosa, é melhor ainda!

Neste momento de transição planetária urge elevarmos cada vez mais nossa consciência, e fico muito grata por ser mais um elo desta Corrente de Amor. Desejo que todos que fizerem o curso de Karuna atinjam o seu *Quantum* de Luz.

Muita paz!

Mestre Karuna Cassia Treviso

"Compartilhando sempre o seu bom conhecimento,
você acaba se imortalizando."
Johnny De' Carli

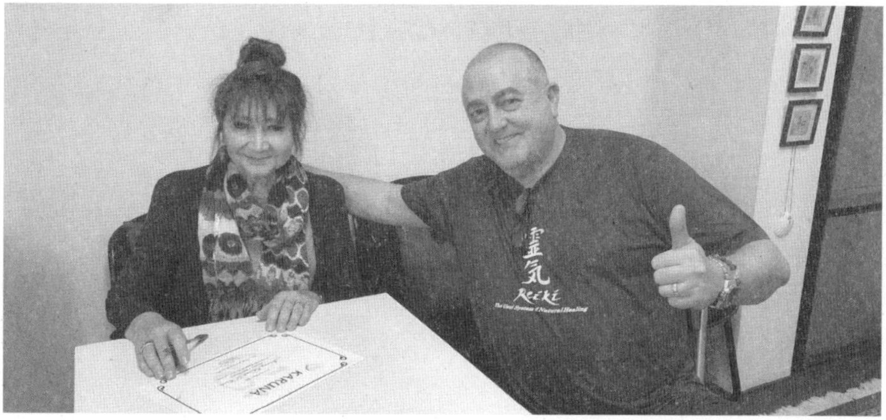

No dia 13 de outubro de 2021, tivemos a alegria de receber a visita da mestre de Karuna Cassia Treviso na filial do Instituto Brasileiro de Pesquisas e Difusão de Reiki em São Paulo. Conversamos muito sobre a nova realidade do Método Karuna no Brasil. Cassia foi a primeira brasileira a receber a Iniciação no Mestrado de Karuna.

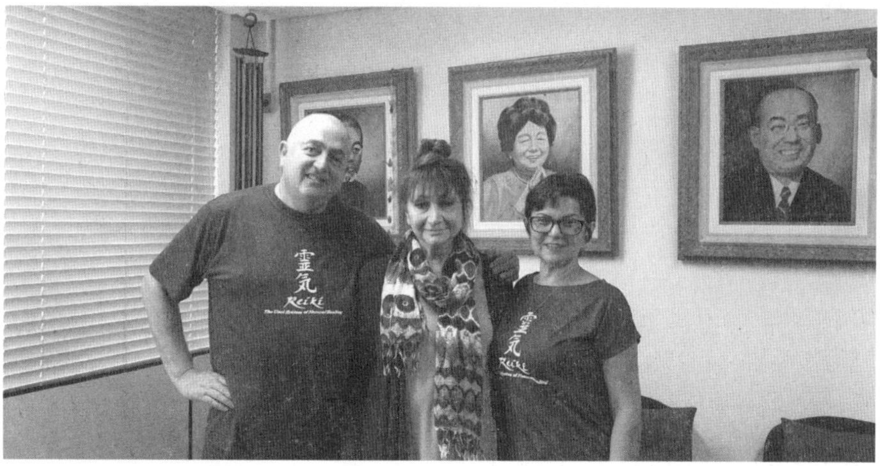

> *"A verdadeira relação entre um mestre e seu discípulo deve ser perpétua e inabalável."*
>
> Johnny De' Carli

Certificados

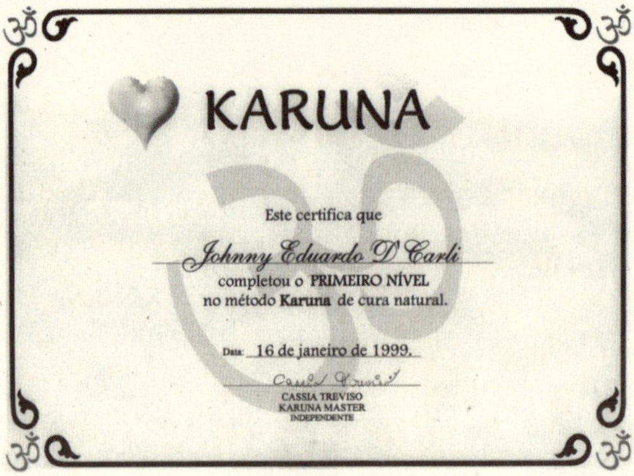

KARUNA

Este certifica que

Johnny Eduardo D' Carli

completou o **PRIMEIRO NÍVEL**
no método **Karuna** de cura natural.

Data: 16 de janeiro de 1999.

CASSIA TREVISO
KARUNA MASTER
INDEPENDENTE

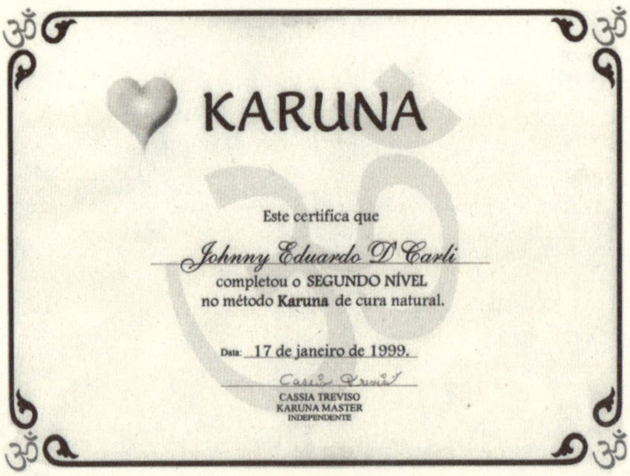

KARUNA

Este certifica que

Johnny Eduardo D' Carli

completou o **SEGUNDO NÍVEL**
no método **Karuna** de cura natural.

Data: 17 de janeiro de 1999.

CASSIA TREVISO
KARUNA MASTER
INDEPENDENTE

Certificados de Karuna 1 e 2, emitidos nos dias 16 e 17 de janeiro de 1999, e assinados por Cassia Treviso, a primeira brasileira a receber o Mestrado de Karuna, em Barcelona – Espanha.

"É impossível ser um bom mestre, sem antes ter sido um bom aprendiz."
Johnny De' Carli

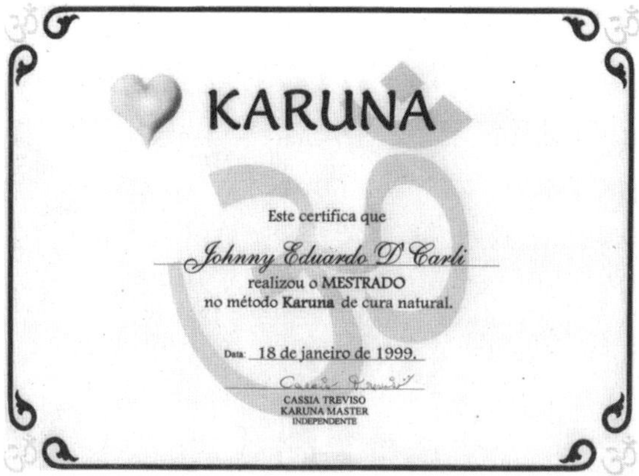

KARUNA

Este certifica que

Johnny Eduardo D'Carli

realizou o MESTRADO
no método Karuna de cura natural.

Data: 18 de janeiro de 1999.

CASSIA TREVISO
KARUNA MASTER
INDEPENDENTE

Certificado de Mestrado de Karuna, emitido no dia 18 de janeiro de 1999, e assinado por Cassia Treviso, a primeira brasileira a receber o Mestrado de Karuna, em Barcelona – Espanha.

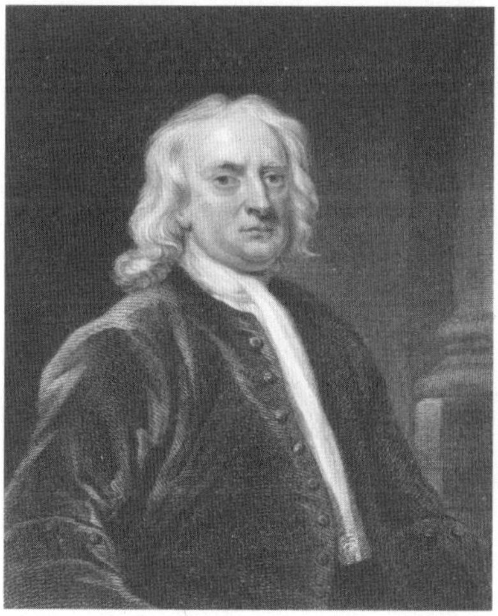

"Se eu vi mais longe,
foi por estar sobre ombros de gigantes."

Isaac Newton

"Mais importante que encontrar um bom mestre,
é seguir os seus bons ensinamentos."

Johnny De' Carli

"Olhe as coisas ao seu redor com amor e renasça."

Johnny De' Carli

Sumário

"O desejo de aprender é uma característica valiosa que deve ser estimulada."
Johnny De' Carli

"A aprendizagem obedece a um ritmo que deve ser respeitado."

Johnny De' Carli

Introdução

A medicina convencional vem alcançando fantástico progresso a cada dia, contribuindo de forma extraordinária para aumentar a qualidade e a expectativa de vida. À proporção que a ciência progride em relação ao conhecimento do nosso corpo físico, mais se faz necessário repensar e estudar o ser humano como um todo. As teorias de Albert Einstein, já traduzidas no meio acadêmico, têm auxiliado muitos profissionais de saúde a tratarem o corpo humano de forma holística.

As teorias energéticas ou vibracionais vêm conquistando espaço na classe médica, embora não estejam ainda oficialmente vinculadas à medicina tradicional. As terapias energéticas ou vibracionais, onde o Karuna se enquadra, não substituem a medicina convencional, assim como essa não substitui a terapia energética. Cada qual atua em campos diferentes de um mesmo ser humano, coexistindo e complementando-se para melhorar suas condições de vida no Universo.

"Se você recuar, ficará mais fácil observar a humanidade como um todo."
Johnny De' Carli

Assim como no Reiki, os seminários de Karuna vêm sendo ministrados em todo o mundo para um número cada vez maior de profissionais médicos que procuram inteirar-se sobre o Método, a fim de canalizar a Energia confortadora para complementar o tratamento convencional.

A medicina é a ciência indicada para fazer diagnósticos. Assim, é importante consultar um médico, seguir suas instruções e fazer corretamente o acompanhamento adequado para o seu caso. Ao mesmo tempo, você pode beneficiar-se com a Energia Karuna que complementa, agiliza e integra-se ao processo de recuperação de sua saúde.

"A saúde não é um estado da matéria, mas do espírito."

Johnny De' Carli

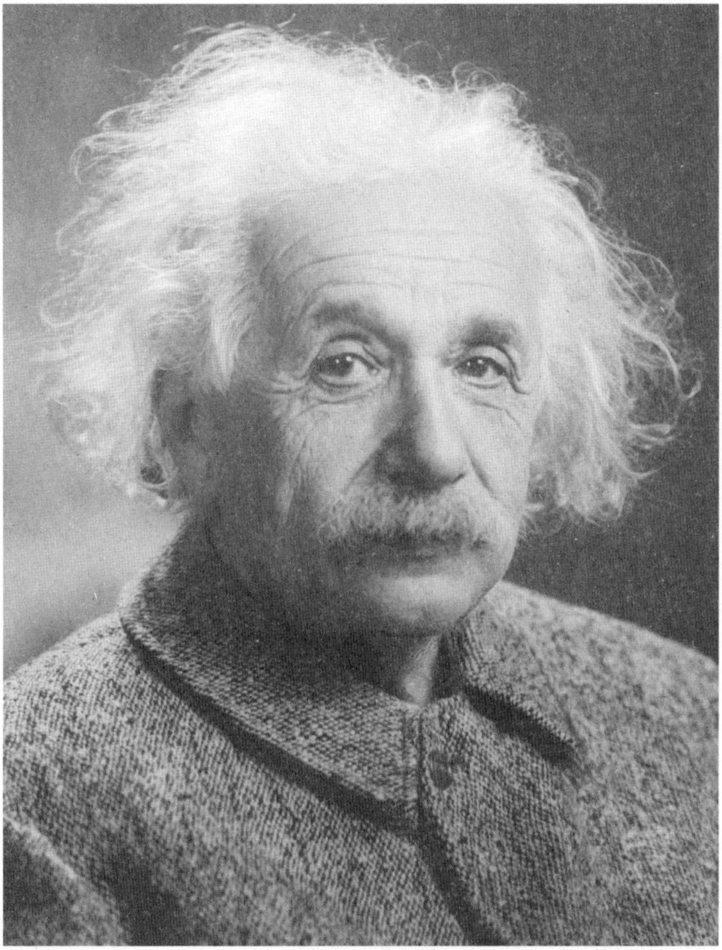

"Quem entra em contato com a Física Quântica sem se espantar, sem ficar perplexo, é porque nada entendeu."

Albert Einstein
(14 de março de 1879 – 18 de abril de 1955)

"A ciência é o caminho para se chegar a Deus pela razão."
Johnny De' Carli

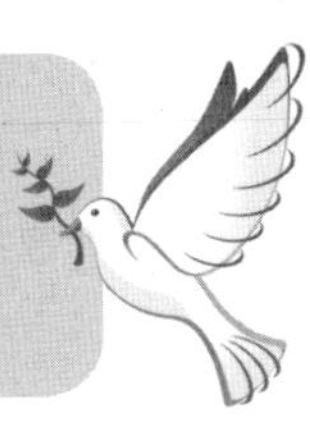

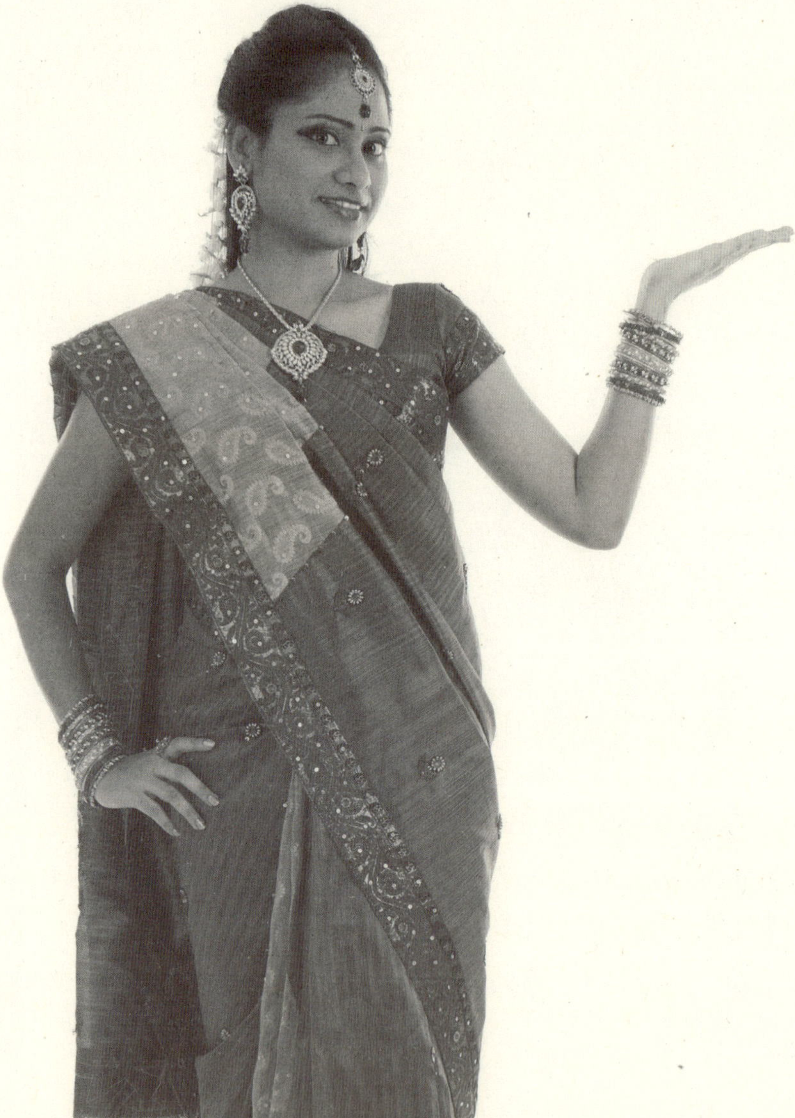

"As energias Karuna e Reiki se assemelham ao amor incondicional, uma Força que não conhece limitações, fronteiras ou condições; por isso, são tão poderosas."

Johnny De' Carli

1

Bem-vindo ao Karuna

1.1 O que é o Método Karuna?

A exemplo do Reiki, o Método Karuna também é um sistema natural de harmonização e reposição energética que mantém ou recupera a saúde, além de reduzir o estresse. Karuna serve para despertar o poder que habita dentro de nós captando, modificando e potencializando a Energia. Funciona como instrumento de transformação das energias nocivas em benéficas. É um sistema revolucionário para adaptar o ser humano às exigências da *Era de Aquarius*.

Ocorre depois da Sintonização ou Iniciação feita por um mestre Karuna habilitado. A Energia Karuna é uma das maiores forças deste Planeta para a evolução das pessoas; um caminho de harmonização interior com o Universo. É uma Energia confortadora vinda de Deus, do Criador; vem do Macrocosmo para o microcosmo. Todos nós temos acesso a ela. Utilizá-la é nosso direito inato.

> *"Tudo no Universo emite reflexos de amor.*
> *A essência principal das Energias Reiki e Karuna e o amor,*
> *uma energia que não discrimina, não julga e não critica."*
>
> Johnny De' Carli

Karuna é um presente poderoso, uma oportunidade para o Iniciado crescer e transformar-se. A exemplo do Reiki, é também uma Energia de paz e libertação com a qual o Criador abençoa o Planeta, e ajuda a deter a violência e tendências autodestrutivas. É um poderoso antídoto contra o cigarro, o alcoolismo e as drogas que degeneram a humanidade.

1.2 Vantagens e benefícios do Método Karuna

1.2.1 – Simplicidade e praticidade

A Energia Karuna, a exemplo do Reiki, está à disposição do usuário vinte e quatro horas por dia independentemente da situação, do local ou de quem o pratica.

Não exige um ambiente ou uma postura física específica, como no caso do Yoga. Nenhum objeto ou equipamento é exigido para a aplicação da Energia Karuna, só o toque das mãos do terapeuta no seu próprio corpo ou no de outra pessoa. Pela simplicidade da técnica pode-se usá-la em todos os lugares, todos os dias.

Um estudante de acupuntura estuda e pratica durante anos para estar realmente apto a trabalhar com as agulhas e seus efeitos sobre a nossa energia vital. Deve aprender, antes de qualquer coisa, muito sobre si mesmo e sobre a técnica. Já o iniciante no Método Karuna participa de um

> *"A suposição popular de que 'o bom remédio tem de ser amargo' e de que 'para um tratamento ser eficiente tem que ser doloroso ou complicado' cai perante o Reiki e o Karuna. A simplicidade do Reiki e do Karuna quebra essa tradição."*
>
> Johnny De' Carli

seminário de Nível 1 e com apenas um dia de aula pode aplicar a técnica com sucesso.

Desde o início, aprende-se a lidar com a Energia. É um Método de uso imediato. O treinamento não é demorado. Não requer meses de estudo, nem mesmo uma vasta compreensão intelectual.

A Energia canalizada por uma pessoa com baixa escolaridade não difere em nada daquela canalizada por um profissional com diplomas de mestrado e doutorado, ou seja, um analfabeto poderá ser um excelente terapeuta Karuna. A beleza do Método Karuna, assim como no Reiki, está na sua simplicidade, que o torna acessível a qualquer pessoa e a qualquer estilo de vida.

O Método Karuna é a democratização da saúde, o equilíbrio ao alcance de todos. Todos podem ser um canal desta Energia. Também é muito fácil ensiná-lo.

Acredite! Você pode ser um mestre de Karuna, desde que receba o treinamento específico.

1.2.2 – Rompe tempo e espaço

Ao contrário das terapias mais conhecidas – massoterapia, shiatsu, do-in, quiroprática, cromoterapia e outras – nas quais há o condicionante do contato físico, a Energia Karuna, a exemplo do Reiki, também pode ser enviada à distância com sucesso, num processo similar ao da emissão de ondas radiofônicas.

> *"A simplicidade traz a compreensão."*
> Johnny De' Carli

A Energia pode ser enviada para todo o Planeta, um país em crise, um grupo de pessoas, uma floresta sendo devastada, animais em extinção, a camada de ozônio, grupos de trabalhos pela paz, um parente ou amigo etc. Do mesmo modo, pode ser enviada para um trauma do passado (assalto, estupro, briga, demissão) e minimizar o dano emocional, bem como ser programada para atuar num evento futuro (audiência, entrevista de emprego, viagem aérea, ida ao dentista etc.).

A Energia Karuna é multidimensional e atua na quarta dimensão na qual o fator tempo/espaço deixa de ser um atributo fundamental, pois ocorre um *continuum* onde não há passado, presente ou futuro, o que explica como os grandes profetas, como Michael de Notre-Dame (Nostradamus), que viveu na França há quinhentos anos, conseguiam revelar fatos que ainda iriam ocorrer.

1.2.3 – Holístico

Holístico vem do vocábulo grego *holos*, e quer dizer total, ou seja, a Energia Karuna, a exemplo da Energia Reiki, atua na totalidade do ser, nos corpos físico, emocional, mental e espiritual.

Quando procuramos, por exemplo, um dentista ou um ortopedista visamos sanar problemas do corpo físico. Buscamos o apoio de um psicólogo para o equilíbrio do corpo emocional. No caso de tratamentos psiquiátricos,

> *"O Universo é um reservatório ilimitado de possibilidades."*
>
> Johnny De' Carli

a meta passa a ser o corpo mental. Muitos buscam dirigentes religiosos quando o objetivo é o corpo espiritual.

Fazendo uso da Energia Karuna mantemos e recuperamos a saúde física, emocional, mental e espiritual. É um método natural de equilíbrio, restauração e aperfeiçoamento de todos os corpos, gerando um estado de harmonia.

O Método Karuna não substitui a medicina convencional, mas em muitos casos faz de forma mais delicada e positiva coisas que aquela não pode fazer. Ao receber uma aplicação de Karuna o corpo do receptor relaxa e o batimento cardíaco atinge o seu nível de repouso, assim como diminui a frequência respiratória. Ao final de uma sessão, alguns receptores se sentem como que acordando depois de uma noite longa de sono. Os tratamentos liberam tensões, intensificando as habilidades do corpo. As pessoas vencem dores que as atormentavam durante anos, o que as faz se sentirem mais amorosas, felizes e receptivas.

A Energia Karuna melhora o sistema imunológico, desintoxica, equilibra e amplia nossa energia vital. Face à renovação constante de nossos tecidos, ela muda a estrutura química do corpo ajudando a restaurar os músculos, os nervos, o esqueleto e a regenerar os órgãos. Age em tudo que precisa ser modificado nos organismos físico e etérico. Observamos melhoras com poucas aplicações em casos difíceis de prisão de ventre.

> *"Esse ser completo que é o ser humano não pode funcionar de forma harmoniosa quando seus componentes estão em conflito."*
> Johnny De' Carli

Direciona-se à origem dos problemas que, em geral, são emocionais, ajudando a liberar bloqueios. Acaba com traumas emocionais do presente e do passado. Promove calma e bem-estar. É um ótimo recurso para equilibrar os sete principais chacras (centros energéticos), localizados desde a base da coluna ao topo da cabeça.

Sabemos, por experiência própria, que a qualidade de vida que uma pessoa estabeleceu inicialmente para si mesma será elevada depois da Iniciação no Karuna. Quanto mais cedo começar a aplicação regular dessa Energia, melhores e mais rápidos serão os resultados.

1.2.4 – Sem polaridade e seguro

Uma pessoa que apresenta um desequilíbrio energético com predominância de energia *yang* pode desenvolver impaciência, intolerância, irritabilidade, agressividade, hiperatividade etc. Outra, com predominância de energia *yin* pode desenvolver comportamentos como apatia, tristeza, melancolia, desânimo e depressão. Terapias polarizadas, às vezes, potencializam os efeitos do desequilíbrio com resultados negativos em quem as recebe. Karuna, a exemplo do Reiki, é um Método não polarizado e, portanto, sempre seguro e inofensivo, sem efeitos colaterais ou contraindicações.

Trata-se de um Método sem consequências negativas, que jamais causa danos. Não é como a eletricidade: não produz curto, não destrói nervos ou tecidos mais frágeis,

> *"Numa aplicação de Reiki e de Karuna, misteriosamente, as energias agirão automaticamente, por si mesmas, indo às causas dos desequilíbrios, sem que você precise saber o que o causou."*
>
> Johnny De' Carli

como os olhos, por exemplo. A Energia Karuna é una, de tripla atividade. Encerra em si mesma a polaridade positiva *(yang)*, a negativa *(yin)* e a neutra. Por não ser polarizada, é compatível com qualquer outra forma de terapia, tratamento de saúde ou desenvolvimento espiritual.

A quantidade de Karuna não pode ser manipulada pelo emissor, que simplesmente impõe as mãos sobre o centro energético ou o local afetado e permite a Energia fluir. Essa será determinada por quem recebe (o receptor) e não por quem aplica, logo, não há como ocorrer excesso numa aplicação. No momento em que a região se equilibra, deixa de solicitar Energia. Caso o terapeuta permaneça com as mãos no local estará perdendo seu tempo.

1.2.5 – Expansão da consciência

Por meio de um medidor específico (aurímetro), numa pessoa não Iniciada podemos detectar a presença da aura a uma distância de um metro. Já num terapeuta Karuna a energia pode ser percebida a mais de dois metros de distância. Assim sendo, percebe-se que o Método amplia nosso campo áurico aumentando nossas energias física, emocional e mental. Tal expansão produz uma transformação indiscutível de consciência em qualquer pessoa.

Estes são somente alguns dos benefícios da expansão da consciência: redespertar nossa ligação espiritual com o Criador; alargar nossos horizontes; expandir a conexão com

> *"O Reiki e o Karuna são expansão da consciência, com a cura como efeito colateral."*
>
> Johnny De' Carli

nosso Eu Superior; aumentar a compreensão dos mistérios da vida; aumentar a sensibilidade; desenvolver o chacra cardíaco e fazer crescer a consciência de amor e a capacidade de ajudar de forma incondicional. Essa expansão energética ampliará igualmente sua criatividade e intuição.

O aumento da percepção com a ajuda da Energia Karuna é um passo importante para o seu desenvolvimento. Poderá ocorrer de você pensar em alguém e a pessoa lhe procurar ou telefonar.

Concentrando-se num problema, a solução subitamente pode aparecer por intuição ou por intermédio de outra pessoa, de um livro, de um jornal etc.

A Energia Karuna vai confrontar você com pessoas e situações que o ajudarão a descobrir e a prestar mais atenção em si. Terá a oportunidade de discernir mais claramente os obstáculos que você mesmo criou na vida. Poderá tornar-se mais consciente criando a condição interior para ouvir verdades geralmente negadas, facilitando seu autoconhecimento. Karuna é luz que nos leva de volta à Grande Luz.

1.2.6 – Não desgasta o terapeuta

A maioria das terapias corporais e energéticas envolve doação de energia vital *(ki)* do terapeuta para o receptor, o que causa um desgaste energético. O desgaste contínuo dessa energia do doador sem reposição adequada tende a

> *"Recomenda-se o recebimento de Reiki e de Karuna em caráter preventivo mesmo por pessoas que não estejam com problemas. Ambos são mais do que terapias, são também expansão de consciência. Receber Reiki e Karuna nunca é demais."*
>
> Johnny De' Carli

deteriorar seu sistema imunológico, defesa natural do corpo contra doenças. Resulta também num desequilíbrio que pode afetar suas dinâmicas emocional, mental e espiritual.

O Método Karuna, a exemplo do Reiki, energiza e não desgasta o praticante, pois a técnica não utiliza o *ki* ou o *chi* do terapeuta, e sim a Energia Primordial Cósmica do Universo. Ainda, quando o terapeuta a aplica retém cerca de 30% dessa. Diríamos que essa retenção funciona como uma bonificação divina, logo, o praticante passa a ter mais energia e disposição depois da sessão.

Assim como é no Reiki, no Método Karuna, quanto mais damos, mais recebemos. Quanto maior for seu uso, mais forte se torna o terapeuta, mais benefícios traz a si próprio e aos receptores.

Após tratar muitas pessoas, por mais doentes que estejam, o terapeuta geralmente se sente bem-disposto.

Entretanto, o Método não substitui a boa respiração, o repouso e a alimentação adequada. Tampouco é um substituto para as nossas necessidades de exercícios físicos apropriados.

1.2.7 – Autotratamento

Na maioria das terapias holísticas é impossível, ou fica muito difícil, o terapeuta utilizar a técnica em si mesmo. Um dos maiores benefícios do Método Karuna, a exemplo do Reiki, é a possibilidade do autotratamento, que é uma prática extremamente efetiva para a liberação da tensão,

> *"Quando fazemos algo de bom pela saúde dos outros, Deus cuida de nós e da nossa saúde. Por isso, quanto mais damos Energias Reiki e Karuna, mais recebemos."*
>
> Johnny De' Carli

da redução do estresse e para relaxamento. Amplia a energia vital propiciando equilíbrio aos corpos sutis e físico.

Possibilita também a liberação de toxinas e bloqueios de energia provenientes de emoções retidas. Uma pessoa pode autoaplicar Energia Karuna em qualquer lugar, seja numa sala de espera, no avião, no ônibus, no metrô, no táxi, na cama, ao acordar ou antes de dormir.

1.2.8 – Sem diagnóstico

A técnica Karuna, a exemplo do Reiki, não exige diagnóstico da patologia ou disfunção para que um tratamento seja bem-sucedido e pode ser usada, inclusive, por crianças (preferencialmente a partir dos sete anos de idade) para tratar até mesmo de disfunções crônicas.

Isso acontece porque Karuna também é uma Energia inteligente que penetra no corpo do receptor e, através dos meridianos energéticos e chacras, dirige-se até a causa ou origem dos desequilíbrios ou enfermidades.

O diagnóstico é uma prerrogativa médica. O terapeuta Karuna que o realizar estará exercendo ilegalmente a medicina, o que pode trazer implicações jurídicas pesadas previstas pelo Código Penal, tais como charlatanismo e curandeirismo.

Afinal, para que um diagnóstico seja realizado com competência e sucesso a pessoa deverá dedicar anos de sua vida ao estudo de anatomia, fisiologia e bioquímica.

> *"Na prática dos Métodos Reiki e Karuna, o amor incondicional é a verdadeira base de toda a recuperação da saúde. O amor incondicional é o maior de todos os remédios, mais rápido e eficiente do que qualquer tratamento."*
>
> Johnny De' Carli

1.2.9 – Não fica obsoleto

Um profissional recém-formado da área médica que pare de ler e estudar não se manterá atualizado e, com certeza, ficará ultrapassado, pois o avanço tecnológico é muito rápido. O mesmo fato pode ocorrer com profissionais de outras técnicas. No caso do Método Karuna, a exemplo do Reiki, a técnica não fica obsoleta, pois é a mesma desde o seu descobrimento.

Além disso, um longo período sem utiliza-la não levará à necessidade de nova Ativação energética para o mesmo Nível: a Sintonização é um presente divino que fica profundamente enraizada no Iniciado. É um dom que, uma vez recebido, não é perdido e nos acompanhará por toda a vida trabalhando corpo, mente e espírito.

Os canais permanecerão abertos pelo resto da existência do terapeuta, mesmo que por um longo período não sejam acessados. Eles podem tornar-se mais fortes com a prática ou enfraquecer por falta de uso, entretanto, poderão ser reativados pela simples volta à prática do Método Karuna. Quanto mais o terapeuta usa a Energia, mais aumenta sua capacidade de canalização, pois seus canais de condução de Energia se abrem como consequência da prática.

1.2.10 – Beneficia todo ser vivo

A matéria de toda vida é a mesma; tudo no Planeta tem a mesma energia combinada de múltiplos modos para criar formas e coisas diferenciadas. Uma árvore tem a mesma

> *"No mundo de Deus nada é imutável."*
>
> Johnny De' Carli

origem energética de um animal ou de um ser humano. Daí o porquê de as Energias Karuna e Reiki poderem ser utilizadas com sucesso em plantas, animais, alimentos etc.

Existem excelentes práticas terapêuticas que apresentariam, contudo, certas limitações para serem aplicadas em outros seres vivos. Por exemplo, no caso da acupuntura ou da massoterapia haveria alguma dificuldade ou impossibilidade se fôssemos tratar uma árvore frondosa, um peixe num aquário ou um animal feroz.

Já a Energia Karuna, a exemplo do Reiki, por ser Universal pode ser enviada também à distância, o que possibilita essas alternativas. E serve igualmente para o tratamento de quaisquer organismos vivos: animais e plantas. É incrível observar como flores que acabaram de murchar, muitas vezes recuperam a sua beleza em poucas horas com a aplicação de Energia Karuna.

1.2.11 – Não é necessário despir

Muitas técnicas eficazes obrigam o terapeuta a despir seu cliente, o que poderá colocá-lo em situação embaraçosa. Para uma aplicação de Karuna, a exemplo do Reiki, não precisamos despir o receptor, pois a Energia atravessa sem problemas qualquer material, inclusive o gesso e o metal.

Entretanto, em função de poder haver interferência no campo eletromagnético (aura) do receptor e do terapeuta recomendamos a retirada de adornos (pulseiras, relógios, brincos, anéis, fivelas etc.) na hora da aplicação.

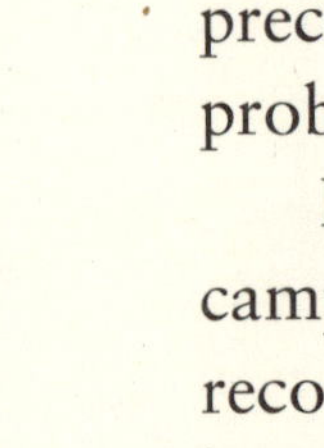

"As misteriosas Energias Reiki e Karuna são capazes de atravessar qualquer barreira física: roupas, um molde de gesso, paredes, etc. Em verdade, o espaço sólido é vazio, só que não percebemos isso com nossos limitados olhos."

Johnny De' Carli

1.2.12 – Complementar

O Método Karuna, a exemplo do Reiki, tanto pode ser usado isoladamente quanto como complemento terapêutico de qualquer técnica convencional ou holística, o que se deve ao fato de não ter polaridade. Assim, as possibilidades para combiná-lo com outras técnicas são infinitas.

1.2.13 – Sem conotação religiosa ou credos

O Método Karuna, a exemplo do Reiki, é sagrado, mas não é uma religião ou um sistema filosófico. Não tem restrições ou tabus. Adapta-se a qualquer cultura, raça, credo, seita ou idade. Não utiliza talismãs ou quaisquer instrumentos auxiliares. Também não é necessário que acreditemos nele para que se propague ou faça efeito.

1.3 Como funciona a Energia Karuna

A cultura ocidental é baseada numa concepção newtoniana/cartesiana, ou seja, aposta no estudo das partes para chegar ao todo. Essa visão encontra-se hoje em profundo questionamento, pois a própria física quântica através de pesquisas sobre o átomo e a energia nuclear demonstra que, em nível mais ínfimo, a matéria é energia.

Os cientistas modernos analisam o mundo com um incrível grau de sofisticação. O mundo material é dividido em partículas cada vez menores e, ao final, o que encontramos são

> *"As portas de acesso à canalização das Energias Reiki e Karuna estão abertas às pessoas de todas as profissões, crenças religiosas, modos de vida ou idades. São os sistemas mais democráticos que conheço, pois todos podem aprendê-los."*
>
> Johnny De' Carli

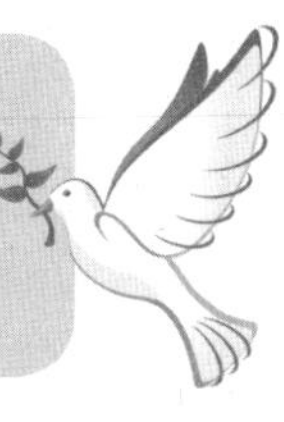

ondas de energia (*quanta*). Descobrimos a verdade simples de que a energia precede a matéria, assim como os pensamentos e as emoções precedem a ação. Essa visão do mundo, nova no Ocidente e antiquíssima no Oriente, declara ser energia tudo o que existe.

Energia é a realidade básica que se condensa, equilibra-se e forma a matéria. Com a fórmula de Einstein ($E = m \text{ x } C^2$) ficou provado cientificamente que matéria e energia são conversíveis e intercambiáveis. Pode-se, por exemplo, transformar plutônio e urânio enriquecido em pura energia – explosões – como foram utilizados em Hiroshima e Nagasaki. Pode-se também transformá-la em matéria (multiplicação de pães e peixes realizados por Jesus), pois são dimensões da mesma realidade. Registros dos tempos das medicinas chinesa, tibetana, indiana e ainda na época dos alquimistas medievais diversas técnicas milenares nos ensinam que matéria efetivamente se transforma e pode ser moldada pela intervenção de uma Energia maior.

Energia é energia; não há energia boa ou ruim, há somente energia bem ou mal dirigida. Em uma pessoa sadia a energia vital passa livremente pelo nosso corpo físico fluindo por "caminhos": chacras, meridianos energéticos e *nadis*. Também circunda o campo energético a nossa volta, ao qual chamamos de aura. Essa força energética nutre nossos órgãos e células e regula as funções vitais.

Em virtude de excessos físicos, emocionais e mentais liberamos energias, e essas liberações geram "nós" ou bloqueios

> *"Tudo é feito de energia, que se apresenta de diferentes formas, o Cosmo é energia."*
>
> Johnny De' Carli

energéticos que interrompem ou impedem o fluxo normal da energia vital, o que causa disfunções nos órgãos e tecidos do corpo em razão do deficiente ou do mau funcionamento desses e das glândulas.

A técnica Karuna, a exemplo do Reiki, utiliza-se de Energia Primordial Cósmica da qual todo o Universo é constituído. É essa Energia original de tudo e de todos os seres que captamos e veiculamos após a Iniciação (Sintonização). Depois de Sintonizados passamos a ser canais dessa Energia Cósmica e podemos direcioná-la para a zona afetada emitindo vibrações que diluem os bloqueios prejudiciais. Dessa forma, passamos efetivamente a intervir na matéria, em outros campos de energia e na consciência levando a um estado natural de bem-estar, plenitude, harmonia e equilíbrio.

A Energia Karuna faz efeito ao passar pela parte afetada de nosso campo energético elevando nosso nível vibratório dentro e fora do corpo físico, onde pensamentos e emoções estão alojados na forma de nódulos energéticos, que funcionam como barreiras do nosso fluxo normal de energia vital. Muitos são os que convivem com essas barreiras ao longo de toda uma vida minimizando sua qualidade de vida.

Em uma sessão de Karuna, a exemplo do Reiki, a quantidade de Energia recebida é determinada pelo próprio receptor, uma vez que o terapeuta apenas irá direcioná-la e o provedor – o Cosmo – doa ilimitadamente.

"Não criamos as Energias Reiki e Karuna, elas já existem; apenas concordamos em conectar com essas energias e em canalizá-las como veículos."

Johnny De' Carli

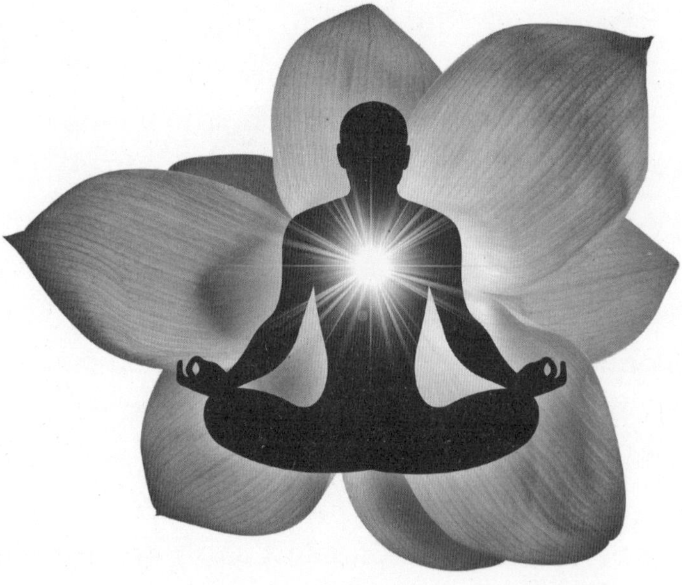

"O amor incondicional será o princípio orientador para uma sessão de canalização de Reiki e de Karuna, tudo o que temos a fazer é alcançá-lo, ele emerge espontaneamente de um nível mais profundo quando mudamos atitudes provenientes de nosso ego."

Johnny De' Carli

2

História do Karuna

2.1 A descoberta do Método Karuna

Inicialmente, fala-se que o Método Karuna foi edificado a partir de canalizações de Símbolos e técnicas que foram repassadas a Kathleen Milner pelo avatar indiano Sri Sathya Sai Baba (23/11/1926 a 24/04/2011). Devido a questões religiosas e legais, Milner e outros mestres de Reiki envolvidos nesse fato se viram obrigados a mudar o nome para outro qualquer que não lhes causasse problemas. Assim, ela desenvolveu em 1991 o seu próprio sistema, o qual foi chamado de "Tera Mai Reiki®".

Willian Lee Rand foi Iniciado no mesmo sistema de Kathleen, contudo, registrou-o legalmente, no ano de 1995 como "Karuna Reiki®", impondo controle sobre o sistema. Outros mestres independentes discordaram desta atitude gerando litígio e decidiram dar outros nomes ao mesmo Método.

A mestre israelita Rosy Naor, de Tel Aviv, foi Iniciada como mestre de Reiki em 1997, mas sentiu que faltava algo e necessitava complementar seus conhecimentos e habilidades de cura. Foi, então, buscar na Índia o conhecimento sobre

> *"A História é um quebra-cabeças*
> *no qual falta o maior número de peças."*
> Johnny De' Carli

os Símbolos do Karuna ensinados por Sathya Sai Baba. Posteriormente, realizou outros cursos relacionados a sistemas próximos, fatos estes que podem ser constatados numa entrevista coletiva informal concedida por Rosy Naor para os indianos em janeiro de 2003, após ter sido iniciada no Siddha Yoga pelo Guru RAM Lal Siyag em Bikamer, Índia. Essa entrevista corrobora a Linhagem espiritual do Karuna, que estamos adotando a partir de agora, propagada pela mestre Karuna brasileira Cássia Treviso. A entrevista de Rosy Naor está disponível (em inglês) no seguinte link do *youtube*:

January 16, 2003 Rosy Naor from Tel Aviv Israel was initiated
https://www.youtube.com/watch?v=A6ZVfcgLbXo

Vincent Paul Amador, psicólogo norte-americano, foi Iniciado no grau de mestre de Karuna através de Rosy Naor, também antes do registro de Willian Lee Rand. Além do "Karuna Reiki®", Vincent aprendeu outro sistema de Karuna não tradicional e o "Tera Mai Reiki®", de Kathleen Milner, e após adicionar-lhe algumas práticas de Chi Kung e outras técnicas acabou edificando, então, o seu próprio sistema, o "Karuna Ki".

O Karuna é um método de cura energética que engloba elementos baseados no "Tera Mai Reiki®", no "Karuna Reiki®" e no "Karuna Ki®", embora não possua qualquer afiliação com os sistemas criados por Kathleen Milner, William Lee Rand e Vincent Paul Amador, respectivamente. Contudo, são todos muito parecidos em sua essência.

*"Procure abrir o seu coração para o novo.
Tudo neste plano de existência é mutável. As mudanças dependem exclusivamente de você e de sua atuação."*
Johnny De' Carli

2.2 As recentes mudanças do Método Karuna no Brasil

No dia 19 de março de 2021, a comunidade de Reiki brasileira sofreu uma grande perda com o falecimento do amigo e competente mestre de Reiki Jorge Vidal. Ao longo de muitos anos, Jorge foi o representante oficial do "The International Center for Reiki Training", situado em Michigan – USA e dirigido pelo mestre William Lee Rand.

Aqui no Instituto Brasileiro de Pesquisas e Difusão do Reiki, no período compreendido entre os anos de 1999 e 2020, todas as pessoas Iniciadas no "Karuna Reiki®" foram devidamente registradas no "The International Center for Reiki Training", tendo o certificado emitido pelo seu dirigente, o mestre William Lee Rand.

No ano de 2021, o "The International Center for Reiki Training" tomou a decisão, a nível internacional, de não mais emitir certificados assinados pelo seu dirigente. Tal fato nos levou a tomar a decisão de nos desligarmos definitivamente do "Programa de Registro dos Mestres de Karuna Reiki®".

Assim, desde o dia sete de julho de 2021 estamos ensinando o sistema com a denominação "Karuna", trazido para o Brasil pela mestre Karuna Cassia Treviso, em 1998, um sistema independente, sem patente e livre de pagamento de *royalties*. Nossa Linhagem, desde então, passou a ser:

"Devemos nos abrir às mudanças.
O ser humano é dotado do livre-arbítrio ou da capacidade de tomar decisões por sua própria conta e risco. As escolhas são nossas."
Johnny De' Carli

Sathya Sai Baba (Puttaparthi/Índia) → Rosy Naor (Tel Aviv/Israel) → Julio Pardilla (Barcelona/Espanha) → Cássia Treviso (São Paulo/SP) → Johnny De' Carli (Rio de Janeiro/RJ) → Meus alunos.

Os certificados são emitidos diretamente pelo Instituto Brasileiro de Pesquisas e Difusão do Reiki e assinados pelo seu dirigente e mestre Karuna Johnny De' Carli.

2.3 A divisão do Método Karuna

A técnica apresenta nove novos eficientes Símbolos que atuam, inclusive, nos corpos mais sutis do ser humano (corpos superiores da aura), e está dividida em três níveis de ensino (Karuna 1, Karuna 2 e Mestrado de Karuna). O Método está disponível somente para Reikianos devidamente Sintonizados nos Níveis 1 e 2 do Método Reiki Usui Tradicional.

"Quanto mais aprendemos,
mais útil nos tornamos para nós e para a sociedade."
Johnny De' Carli

3

Como tornar-se um canal de Karuna

3.1 O futuro terapeuta Karuna

Todos nós em determinados momentos de nossa vida passamos por situações difíceis de sofrimento, estejamos ou não direta e pessoalmente envolvidos. Pode ser um sofrimento físico e material, emocional e, em algumas ocasiões, espiritual. Surge, então, o desejo de eliminar o sofrimento ou pelo menos de minimizar a dor, proporcionando alívio para nós mesmos e para quem nos cerca. Porém, nos sentimos completamente impotentes.

Quantas vezes pensamos que se pudéssemos dispor de algo para interagir e ajudar a aliviar os sofrimentos a vida poderia ser melhor. Então, de alguma forma, chega ao nosso conhecimento que as inesgotáveis Energias Karuna e Reiki estão disponíveis. Nesse feliz momento, após já ter recebido a Iniciação de, pelo menos, o Nível 2 do Reiki faz-se necessário procurar um mestre de Karuna habilitado

> *"A única dor fácil de suportar é a dor dos outros."*
> Johnny De' Carli

e participar de um Ritual de Sintonização muito similar ao do Reiki.

Todos podemos ser canais de Energia Karuna. O Método se encontra ao alcance até mesmo de crianças (de preferência com mais de sete anos), de anciões e pessoas doentes. Basta querer!

O terapeuta Karuna não é criado pelo mestre; é despertado. Somos todos terapeutas em potencial, pois já nascemos com os canais em nós. O ser humano pode ser comparado a uma instalação elétrica completa cuja lâmpada não acende por estar desatarraxada. O que o mestre Karuna faz é ajustar o contato da lâmpada a partir do momento da Iniciação, então, abre-se dentro da pessoa uma porta que, uma vez transposta, a introduz em uma nova realidade.

Abre-se um mundo totalmente novo e diferente que, a princípio, não acreditávamos que existia. Quando nos convertemos em canal de Energia Karuna e/ou Reiki tornamo-nos um meio pelo qual a Energia Universal é conduzida.

Karuna, a exemplo do Reiki, também é uma Energia de amor canalizada por intermédio do nosso chacra cardíaco. O Iniciado converte-se em um verdadeiro canal de Energia, ou seja, terá sempre contato com ela e poderá aplicá-la quando quiser.

Damo-nos conta do quanto somos capazes de nos ajudar e de proporcionar conforto ao próximo aplicando a Energia Karuna de forma espontânea e ilimitada com um simples

> *"Qualquer pessoa pode canalizar as Energias Reiki e Karuna onde quiser, quando quiser, da maneira que quiser, desde que tenha sido Iniciada, o que nada mais é do que ter tido os próprios canais naturais energéticos ativados, abertos ou desobstruídos."*
>
> Johnny De' Carli

gesto, bastando desenhar os novos Símbolos do Karuna e impor as mãos para que flua. É tão simples que resistimos a crer que seja real. Mas precisamos ficar alertas para não permitir que esse conhecimento estimule negativamente nosso ego, o que atrapalharia nosso processo evolutivo.

Assim como o Reiki, o Método Karuna se adapta às habilidades e interesses daqueles que o praticam. Os sistemas e os mestres agem de maneira diferente no tratamento completo, o que não torna um sistema menos eficaz que o outro.

3.2 Qual o mestre do Método Karuna adequado?

Como escolher um mestre do Método Karuna para me Iniciar? Existem diferenças entre os mestres do Karuna? As linhagens são importantes? O ideal é um mestre independente ou um que esteja vinculado a uma escola, uma instituição ou uma organização nacional ou internacional? Quem garante o profissionalismo ou a idoneidade dos mestres do Karuna? Qual é o conteúdo básico ideal para cada Nível de treinamento? O que encontrarei será suficiente para garantir uma prática competente?

Essas são algumas das perguntas mais comuns entre os interessados no Método Karuna. A exemplo do Reiki, atualmente existe um grande número de seminários de Karuna oferecidos pelos meios de comunicação.

> *"Lamentavelmente, é bem mais fácil parecer do que ser um bom mestre de Reiki e de Karuna."*
>
> Johnny De' Carli

Cada mestre tem uma metodologia de ensino, mas os seminários são sempre baseados no Karuna original sem patente. A multiplicação de mestres dos Métodos Reiki e Karuna beneficia o Planeta e a humanidade, entretanto, à medida que a oferta cresce os leigos podem sentir dificuldades em escolher o mais adequado para si.

Não é fácil avaliar qual deva ser o conteúdo básico ideal de um treinamento e se o que irá encontrar será suficiente para garantir uma prática eficaz. Há uma tendência de alguns mestres quererem melhorar ou aprimorar o Método, desse modo, mesclam conhecimentos esotéricos e holísticos com a prática original.

Não havendo critérios oficiais que sirvam como referência fica ainda mais difícil de avaliar o que é e o que não é o Método Karuna original.

Num mundo ávido por status, para muitas pessoas um certificado significa autoridade, pois é o que elas aprenderam a respeitar. Hoje em dia está muito fácil, rápido e barato conseguir um título de mestre de Reiki e/ou de Karuna.

Também, no meio do Karuna há muitos Iniciados para poucos "acabados". É uma característica dessa Energia de funcionar em todos, independentemente da evolução de sua consciência. Entretanto, ser Iniciado como mestre de Karuna não é garantia da compreensão do Método e da aquisição da experiência didática necessária. Por isso, há quem comece a lecionar sem saber o suficiente sobre o assunto.

> *"Para muitos mestres de Reiki e de Karuna, falta agora apenas incorporar, em suas próprias vidas, os Cinco Princípios do Reiki que pregam."*
>
> Johnny De' Carli

Os certificados que entrego a todos os alunos funcionam como documentos comprobatórios de que foram submetidos ao processo Iniciático e de que estamos inseridos numa Linhagem do Karuna. Contudo, um certificado de Mestrado em Karuna não faz um mestre Karuna, mas sim desenvolve a capacidade para transmitir e ensinar a técnica.

Para a compreensão efetiva, muita prática e certa maturidade são tão importantes quanto a Iniciação como mestre. No momento das Iniciações todos os mestres de Karuna são iguais, a variação ocorre na capacidade didática de passar os conhecimentos teóricos que se fazem necessários.

O verdadeiro mestre não é aquele que tem mais conhecimento, mas aquele que transmite mais conhecimento aos seus alunos. O bom mestre é aquele que cria bons terapeutas Karuna. Se alguém quiser ser um bom mestre precisa investir o seu tempo nisso, precisa se comprometer e obter um treinamento sério, sólido e extenso.

Há mestres formados em seminários de apenas algumas horas num único dia, o que não garante qualidade de formação profissional. O treinamento do Mestrado de Karuna do Instituto Brasileiro de Pesquisas e Difusão do Reiki, por exemplo, implica em pelo menos 16 horas de aulas.

O mestre de Karuna é simplesmente um instrutor que é chamado no Ocidente de "mestre", mas o termo, no caso, não tem conotação de pessoa Iluminada, livre do carma, alguém que tenha poder sobre os demais, que seja melhor

> *"Um mestre é literalmente uma pessoa que sabe o que está fazendo."*
> Johnny De' Carli

que os alunos, nem de hierarquia superior. Ter recebido a Iniciação do Mestrado não garante que o novo professor esteja pessoalmente orientado.

O mestre de Karuna é uma pessoa capacitada a Iniciar outras pessoas e não pode, nem deve, ser tomado como um exemplo do ponto de vista moral, ético ou espiritual. Um mestre é qualquer pessoa que desperta em nós o conhecimento que já possuímos. Ele é um instrutor que aceitou a grande responsabilidade de passar aos interessados o conhecimento que adquiriu.

O fato de termos recebido um Nível de determinado mestre não cria a obrigatoriedade de realizarmos os demais Níveis com esse mesmo. A exemplo do Reiki, nenhum estudante do Método Karuna precisa continuar em contato com seu mestre depois de um seminário e nem dele é dependente. Os alunos são absolutamente livres e não têm nenhum grau de compromisso com relação ao mestre ou à instituição a que possam pertencer.

Em minha atividade de lecionar os Métodos Reiki e Karuna já encontrei todo tipo de profissional. Existem mestres que causam boa impressão, mas que não foram treinados corretamente. Assim o seminário, mesmo tendo sido bom, acaba não alcançando os resultados esperados do processo de Sintonização e o Iniciado acaba se afastando da técnica. Há mestres que, mesmo tendo sido treinados

> *"Os discípulos do Reiki e do Karuna, embora convivam com o mestre no início, não lhe pertencem. Os discípulos estão com o mestre, mas são totalmente livres para buscar novos rumos."*
>
> Johnny De' Carli

corretamente, por displicência ou relaxamento cometem erros ao Sintonizarem seus alunos.

O futuro terapeuta Karuna deve procurar conhecer o mestre antes de realizar um seminário com ele. Procure saber sobre seu trabalho, quantos anos de prática possui, quem foi seu mestre, onde foi treinado e quanto tempo durou seu treinamento. Faça-lhe perguntas práticas tais como o preço, o conteúdo e a duração do seminário, o porquê das diferenças de preços dos outros mestres, se haverá acompanhamento posterior etc.

Um aspecto importante a observar na prática é que ele esteja acessível para tirar dúvidas que surjam após o seminário, pois existem mestres itinerantes que passam por diversas cidades ensinando os Métodos Reiki e Karuna. Posteriormente, surgindo a necessidade de consulta os alunos devem poder localizá-los seja pela internet, pelo telefone ou por outro meio de comunicação qualquer.

Certifique-se de que o mestre não seja viciado em drogas, cigarro ou bebidas, o que refletiria num desequilíbrio prejudicial ao aprendizado. A prática de religião ou persuasão religiosa deve ser evitada, pois o Método Karuna apesar de ter base no Hinduísmo (Índia) não se vincula a religião nenhuma. Uma indicação de amigos é um ótimo critério para a escolha de um mestre. E finalmente, ouça sua "voz interior"; use a intuição.

"No Reiki e no Karuna o lema é outro:
quando o mestre está pronto, os alunos é que aparecem."
Johnny De' Carli

Além disso, o bom professor precisa oferecer apostilas adequadas que sirvam como boa fonte de consulta e estudo aos alunos. Nunca se deve tornar os alunos dependentes, retendo informações.

A beleza do Método Karuna está em ensinar em sua plenitude de forma humilde e amorosa, ficando o aspecto financeiro como consequência de um trabalho de regeneração planetária. Aqueles que trabalham pautados no amor costumam não cobrar de pessoas que tenham doenças graves, como tumores malignos.

Nos seminários, o mestre deve aprender a não emitir opiniões com relação às crenças pessoais políticas, filosóficas, religiosas, ideológicas ou espirituais dos alunos, pois a Energia Karuna harmoniza-se perfeitamente com todas tornando-as, inclusive, mais fortes e claras em alguns casos. Assuntos polêmicos devem ser evitados tais como aborto, racismo, pena de morte, prática de esportes, eutanásia etc.

Não é ético o professor se envolver em relacionamentos eróticos/sexuais com seus alunos explorando, muitas vezes, um momento de fragilidade emocional deles. Também é fundamental que a confidencialidade das informações pessoais daqueles seja respeitada. Deve ser avaliada a facilidade com que alguns mestres Iniciam outros mestres sem muitas limitações, inclusive em cidades onde não residem e estejam de passagem. O verdadeiro líder não é aquele que tem mais seguidores, mas aquele que forma mais líderes.

"O mestre de Reiki e Karuna mais consciente não é aquele que Inicia mais Reikianos, mas aquele que se empenha em formar mais mestres de Reiki e de Karuna. Não é também aquele que tem mais conhecimento, mas aquele que o transmite a mais Reikianos."

Johnny De' Carli

Todo mestre deve sempre orientar seus alunos a recomendarem um médico em caso de dúvida sobre alguma doença durante o exercício do Método Karuna. Deve também recomendar que nunca emitam diagnósticos (caso não sejam formados em medicina). A promessa de cura também é um comportamento irresponsável.

O mestre deve deixar claro que não é o dono da verdade, que não irá transmitir a sabedoria absoluta e que tampouco é o dono da Energia ou o único a transmitir o verdadeiro Método Karuna.

É fundamental ao novo professor considerar e respeitar o trabalho realizado por todos os mestres, principalmente os que o antecederam. Infelizmente no Método Karuna, como em todos os negócios, observa-se acirrada concorrência entre os mestres. O ideal seria que as pessoas não lecionassem antes de eliminar os padrões pessoais de competição, por meio de terapias de evolução de suas consciências.

Atualmente, estão sendo feitos esforços para estabelecer critérios mundialmente válidos para o ensino do Método Karuna de modo a comprometer os professores com a prática original sem patente.

Pode ser desconcertante para o leigo saber em quem confiar, quem está correto. Buda (620-543 a.C.) orientava seus seguidores para que não aceitassem nada do que Ele ou qualquer mestre dissesse, sem que antes vivenciassem e experimentassem por si mesmos. Surgindo dúvidas a

> *"O bom Reikiano é orientado a respeitar o trabalho pioneiro dos mestres que o antecederam."*
>
> Johnny De' Carli

respeito do mestre e de seu Método, é importante investigar e examinar cuidadosamente sua eficácia. Uma boa dica é ouvir a voz do coração usando a intuição.

A Linhagem nos mostra a Corrente de transmissão dos ensinamentos no decorrer do tempo de um mestre para outro. Nesse caso, saberemos que o Método foi repetidamente testado e experimentado por diferentes praticantes demonstrando vantagens adicionais, segurança, sua eficácia e validade. Não havendo uma história (tradição), não há qualquer garantia. O sistema funcionar com quem o cria é muito fácil, mas o importante é funcionar com todos.

Caso você esteja pensando em cursar um determinado seminário, não hesite em pedir ao mestre responsável o conteúdo do mesmo. Seria de grande valia que todos os seminários anunciados apresentassem uma lista dos conteúdos abordados facilitando aos aspirantes a escolha do mestre mais adequado. Apresento, a seguir, o que considero fundamental para o treinamento nos três Níveis básicos do Método Karuna.

"As escolhas que fazemos são de nossa responsabilidade."

Johnny De' Carli

3.3 Conteúdo de referência para o Karuna 1

1) Entrega da apostila, que funciona como instrumento de consulta para os alunos; e certificado de participação, sem qualquer custo adicional;

2) Ritual de Sintonização energética com os quatro Símbolos do Karuna 1:

2.1) Os 21 dias de limpeza energética;

3) Conteúdo programático:

3.1) Revisão dos quatro Símbolos do Reiki Usui (Choku Rei; Sei He Ki; Hon Sha Ze Sho Nen e Dai Koo Myo);

3.2) Explicações sobre o Método Karuna e a sua história;

3.3) A divisão do Método Karuna: Níveis 1, 2 e Mestrado;

3.4) Apresentação da Linhagem da qual o aluno passa a fazer parte;

3.5) Como funciona a Energia Karuna;

3.6) Explicação sobre os quatro Símbolos do Karuna 1:

3.6.1) Símbolo ZONAR: trata problemas originários em vidas passadas; abusos na infância; funciona como um anestésico para a "dor" emocional (luto, separação etc.); e gera uma conexão com o Arcanjo Gabriel (orientador do Carma);

3.6.2) Símbolo HALU: trata padrões inconscientes, curando a própria "sombra"; problemas de abuso sexual; e dispersa ataques psíquicos;

> *"O conteúdo é mais importante do que a forma.*
> *A forma não é essencial, o conteúdo sim."*
> Johnny De' Carli

3.6.3) Símbolo HARTH: cura relacionamentos; desenvolve bons hábitos; trata os vícios; desenvolve ação compassiva; e gera conexão com Seres de Luz;

3.6.4) Símbolo RAMA: ativa o chacra básico gerando mais aterramento, determinação e perseverança; aclara a mente; promove a limpeza das energias negativas em ambientes; manifesta metas materiais; e gera conexão com o Arcanjo Miguel (protetor);

3.7) Como e onde aplicar a Energia Karuna 1;

3.8) Envio de Energia Karuna 1 à distância: Técnica da Redução, Técnica do Substituto, Técnica da Foto e Técnica do Joelho;

3.9) Aplicação de Energia Karuna 1 para relacionamentos e/ou situações específicas;

3.10) Aplicação de Energia Karuna 1 para multidões (para quem já possui a Iniciação do Nível 3-A do Reiki Usui);

3.11) Aplicação de Energia Karuna 1 para o Planeta Terra (para quem já possui a Iniciação do Nível 3-A do Reiki Usui);

Obs.: Aqui no Instituto o aluno de Karuna 1 poderá assistir aos seminários de Níveis 1, 2 e 3-A do Reiki Usui, a título de reciclagem, com um desconto de 50% sobre o valor de cada curso.

> *"No Reiki e no Karuna, a parte do conhecimento que ignoramos será sempre muito maior do que tudo que já aprendemos."*
>
> Johnny De' Carli

3.4 Conteúdo de referência para o Karuna 2

1) Entrega da apostila, que funciona como instrumento de consulta para os alunos; e certificado de participação, sem qualquer custo adicional;

2) Ritual de Sintonização energética com os quatro Símbolos do Karuna 2:

2.1) Os 21 dias de limpeza energética;

3) Conteúdo programático:

3.1) Revisão dos quatro Símbolos do Karuna 1;

3.2) Explicação sobre os quatro Símbolos do Karuna 2:

3.2.1) Símbolo GNOSA: integra o Eu Superior com o eu inferior estimulando a habilidade de adquirir novos conhecimentos; promove a melhoria da comunicação e ampliação da criatividade;

3.2.2) Símbolo KRIYA: promove o aterramento; ajuda na manifestação de objetivos e metas; ajuda a estabelecer prioridades (tirar dúvidas);

3.2.3) Símbolo IAVA: ajuda a reivindicar o poder e a personalidade; trata a interdependência; a consciência da realidade e dá poder às nossas metas;

3.2.4) Símbolo SHANTI: promove a paz e estimula confiança na vida; combate a insônia; trata os medos e o pânico; aumenta a clarividência e os dons paranormais;

> *"Nada substitui a persistência para se obter êxito no caminho do aprendizado."*
>
> Johnny De' Carli

3.3) Como e onde aplicar a Energia Karuna 2;

3.4) Envio de Energia Karuna 2 à distância: Técnica da Redução, Técnica do Substituto, Técnica da Foto e Técnica do Joelho;

3.5) Aplicação de Energia Karuna 2 para relacionamentos e/ou situações específicas;

3.6) Aplicação de Energia Karuna 2 para multidões (para quem já possui a Iniciação do Nível 3-A do Reiki Usui);

3.7) Aplicação de Energia Karuna 2 para o Planeta Terra (para quem já possui a Iniciação do Nível 3-A do Reiki Usui);

Obs.: Aqui no Instituto o aluno de Karuna 2 poderá assistir aos seminários de Karuna 1 e os Níveis 1, 2 e 3-A do Reiki Usui, a título de reciclagem, com um desconto de 50% sobre o valor de cada curso.

3.5 Conteúdo de referência para o Mestrado de Karuna

1) Entrega da apostila, que funciona como instrumento de consulta para os alunos; e certificado de participação, sem qualquer custo adicional;
2) Ritual de Sintonização energética com os quatro Símbolos do Mestrado de Karuna.

"Maiores conhecimentos implicam maiores responsabilidades."

Johnny De' Carli

2.1) Os 21 dias de limpeza energética;

3) Conteúdo programático:

3.1) Revisão dos oito Símbolos do Karuna 1 e 2;

3.2) Explicação sobre os quatro Símbolos do Mestrado de Karuna;

3.3) Como e onde aplicar a Energia do Mestrado de Karuna;

3.4) Aprendizado de técnicas terapêuticas avançadas de cura, com os quatro novos Símbolos do Mestrado de Karuna;

3.5) Envio de Energia do Mestrado de Karuna à distância: Técnica da Redução, Técnica do Substituto, Técnica da Foto e Técnica do Joelho;

3.6) Aplicação de Energia do Mestrado de Karuna para multidões;

3.7) Aplicação de Energia do Mestrado de Karuna para relacionamentos e/ou situações específicas;

3.8) Aplicação de Energia do Mestrado de Karuna para o Planeta Terra;

3.9) Aprendizado sobre como Iniciar novos terapeutas no Karuna 1, 2 e no Mestrado.

Obs.: Desde que agendado previamente, o aluno do Mestrado de Karuna poderá assistir aos seminários de Karuna 1 e 2 sem qualquer custo adicional.

"Se você tem conhecimento e sabedoria, permita aos outros que deles se beneficiem. Reter é perecer."

Johnny De' Carli

3.6 Processo de Sintonização

Nos primórdios da humanidade, o ser humano mantinha seus canais de energia intactos gerando felicidade e harmonia. Com o processo de esquecimento de nossa origem e em face da extrema individualização do ser humano, da evolução do egoísmo e do orgulho enfraquecemos esses canais de ligação. Deixamos de usá-los e passamos a não receber toda a energia necessária para o nosso bem-estar, mas reter somente a energia vital *(ki)* indispensável ao sustento do nosso processo bioquímico.

O *Sensei* Mikao Usui, descobridor do Método Reiki, que antecede o Método Karuna, descobriu como nos religar à Energia Primordial do Universo. O *religare*, processo ao qual primeiramente foi dado o nome de *Reiju* no Japão, hoje recebe várias denominações como Iniciação, Processo de Ajustamento, Ativação Energética, Harmonização, Sintonização ou *Attunement* (pôr em harmonia) como é usado nos Estados Unidos.

As Sintonizações são justamente o cerne dos Métodos Reiki e Karuna tornando-os diferentes de outras práticas terapêuticas, que podem ser assimiladas pela leitura de livros, apostilas etc. Elas são muito precisas e só podem ser transmitidas por um mestre de Reiki e/ou de Karuna devidamente treinado.

> *"O novo está sempre dentro de cada ser."*
>
> Johnny De' Carli

Um verdadeiro mestre de Karuna recebeu uma série de transmissões dessa Energia e está apto a aplicá-la, ensiná-la e ativá-la em outras pessoas. Muitos têm medo quando se defrontam com uma situação desconhecida, entretanto, nada nos Métodos Reiki e/ou Karuna, incluindo o Processo Iniciático, pode prejudicar alguém. A exemplo do Reiki, a Energia Karuna vem diretamente da mais alta Fonte Espiritual e as Iniciações devem, portanto, serem tratadas com o maior respeito.

A Sintonização é um presente, um verdadeiro milagre. Quando um novo terapeuta Karuna é Sintonizado ocorre um Ritual sagrado de grande beleza.

Esse processo maravilhoso tornará, definitivamente, o então Reikiano num canal também de Energia Karuna. Muda-se para sempre a vida do Iniciado de maneira muito positiva e profunda. O processo acende uma luz num ambiente escuro despertando dons que um dia foram universais, mas que hoje estão praticamente esquecidos.

Todos os canais de força do corpo, responsáveis pela captação e distribuição da nossa Energia, são ativados para funcionarem nos moldes originais proporcionando a condição de tratar e harmonizar não somente a nós mesmos como a todos que toquemos. Uma vez estabelecida a ligação, após ativar os Símbolos Karuna as mãos irradiam essa Energia quando colocadas sobre as partes doentes aliviando dores, estancando sangramentos etc.

"A fonte inesgotável está dentro de si.
Se você tem a fonte, pode oferecer água à vontade."
Johnny De' Carli

No livro "Living Reiki: Takata's Teachings" (BROWN, 1992), a mestre do Reiki Fran Brown faz referência a Mestre Takata, que costumava comparar a Sintonização de um Reikiano a de um aparelho de rádio ou TV: para assistir a um determinado canal faz-se necessário que sintonizemos o aparelho na frequência da rede transmissora. O mesmo ocorre com os indivíduos: para se conectarem à Energia Universal devem estar Sintonizados com ela.

O terapeuta passa a funcionar como uma "pirâmide viva" na captação da Energia Karuna. Tive conhecimento de mestres que realizaram Sintonizações até em animais com resultados satisfatórios.

Durante o Ritual, o mestre do Reiki e/ou do Karuna utiliza uma antiga técnica oriental que liga o indivíduo a níveis mais elevados de consciência e à Fonte Ilimitada da Energia Universal. Há uma Ativação no chacra coronário (glândula pineal) fazendo com que nossa vibração e frequência aumentem e transformem-se passando a níveis mais elevados, num verdadeiro salto orbital eletrônico quântico.

Esse processo, além de ampliar nossa consciência gera uma transformação proveniente do deslocamento de nosso centro de equilíbrio energético do chacra do plexo solar para o chacra cardíaco. Ficamos mais amorosos, humildes e tolerantes. A Sintonização cria um canal para a Energia Karuna ativando os chacras coronário, cardíaco e os das palmas das mãos para usá-los na canalização da Energia.

"Você também é capaz de ser um canal de Reiki e de Karuna, pois se trata de um atributo inato, normal, espontâneo e natural de todo ser humano."

Johnny De' Carli

Recebi relatos de alunos que trabalhavam com imposição de mãos antes dos Métodos Reiki e/ou Karuna, e que em poucos minutos se sentiam totalmente exauridos, mas depois da Iniciação sentiram que passaram a trabalhar não mais com a própria energia *(ki)*, e sim com a Energia Cósmica captada, que passou a percorrê-los durante as sessões.

Embora a abertura do canal de passagem da Energia Karuna aconteça entre os chacras cardíaco e o coronário, os chacras inferiores são igualmente importantes e ajustam-se à frequência vibratória correspondente a dos superiores.

Conheci diferentes técnicas para dar Iniciações no Reiki e no Karuna, todas eficientes. Nosso processo é proveniente de diferentes sistemas nos quais os Símbolos do Sistema Usui são adicionados aos Símbolos do Método Karuna. Alunos que receberam Iniciações de ambas as formas consideraram o processo do Karuna mais intenso.

Para que o corpo se torne mais sensível e perceba melhor o Processo Iniciático, o ideal é que não esteja sobrecarregado com substâncias que diminuem a capacidade perceptiva como carne vermelha, álcool e drogas. Dessa forma, esta etapa poderá ser vivenciada conscientemente e as mudanças serão percebidas com mais intensidade. Contudo, mesmo que tenha ingerido alimentos mais pesados e consumido bebidas alcoólicas nas horas que antecederam ao seminário a Iniciação ocorrerá, porém poderá haver uma menor percepção por parte do Iniciado.

"A mudança real, sincera e verdadeira vem de dentro para fora."

Johnny De' Carli

Com um pouco de experiência, um mestre consegue avaliar intuitivamente se um aluno foi Iniciado corretamente. Para os leigos, essa tarefa se torna bastante difícil.

O momento da Iniciação é sagrado, portanto, não pode ser interrompido. Alguns cuidados práticos são essenciais: campainha e telefones (convencional ou celular) deverão ficar desligados. Permito que meus alunos assistam à Iniciação, desde que permaneçam em silêncio. Nos meios mais tradicionais a assistência não é permitida.

A Iniciação de uma única pessoa não demora mais do que quinze minutos. A temperatura da sala sofre um aumento considerável durante o processo, ficando energizada por um bom tempo depois do Ritual.

Os iniciandos deverão permanecer o tempo todo com os olhos fechados porque, dessa forma, poderão perceber o que ocorre nesse instante único. Isso se tornaria mais difícil se ficassem questionando o porquê de cada gesto do mestre com os olhos abertos. O interesse em permanecer com os olhos fechados é do próprio aluno, que deverá estar sentado numa cadeira com o espaldar reto e com os pés descalços no chão. As mãos deverão permanecer unidas em posição de *mudra* de recepção na altura do peito, pois serão tocadas e trabalhadas pelo mestre.

Muitos consideraram esse momento um marco vivencial dos mais importantes e significativos. A Iniciação, a exemplo do amor, tem de ser vivenciada, não pode ser descrita

"Devemos fazer silêncio em torno de nós,
se queremos ouvir nossa alma cantar."
Johnny De' Carli

racionalmente. As Sintonizações afetam cada pessoa de forma diferente, dependendo de seu contexto atual e de seu padrão vibratório.

Durante o Processo de Iniciação a pessoa que está sendo Ativada poderá experimentar uma série de sensações e emoções, tais como intensa paz e harmonia, um calor agradável, um profundo relaxamento, calor nas mãos, tristeza, choro ou amor. Poderá visualizar Mestres, ver luzes e cores como azul-celeste, violeta, dourado e até mesmo projetar-se para o passado. Já tivemos oportunidade de ouvir relatos de muitas pessoas que visualizaram parentes desencarnados. Outras não percebem nada nem durante a cerimônia, nem nas primeiras semanas após terem sido Iniciadas, ou durante as aplicações, pois seus sensores ainda não foram devidamente educados. Ou seja, não há garantias de que a percepção de sensações ocorra no princípio da prática do Método Karuna.

Durante a Iniciação, o mestre pode sentir sua aura iluminar-se. Todavia, quando executado em muitas pessoas em um mesmo dia pode se tornar cansativo.

3.7 Os 21 dias de limpeza energética

As toxinas e impurezas, consideradas como lixo energético, são armazenadas no ser humano desde o nascimento e minimizam a qualidade de vida. A exemplo do Reiki, após a Iniciação no Karuna pode parecer que nossa condição

> *"Para uma mudança ocorrer no nível físico,*
> *ela primeiro ocorre no nível energético."*
> Johnny De' Carli

piorou ou ficou mais grave, mas na verdade estaremos passando por um processo de limpeza que não pode ser evitado.

Esse processo pode comportar graves crises, pois antigos bloqueios energéticos estarão sendo expurgados. Durante essa eliminação serão removidas todas as toxinas e impurezas dos nossos corpos físico, emocional, mental e espiritual. A limpeza ocorrerá por meio das fezes, urina, suor, pensamentos, sonhos e através de emoções negativas que foram criadas. Após a remoção desses sedimentos o corpo estará apto a funcionar de forma mais harmoniosa e positiva.

Na passagem do chacra coronário para o chacra cardíaco, a limpeza leva mais ou menos três dias. Por serem mais densos e de vórtices menos velozes, nos centros inferiores leva-se aproximadamente os 18 dias restantes. Nesse período é imprescindível que seja feita a autoaplicação de Reiki e de Karuna diariamente para facilitar o processo.

Nessas três semanas é aconselhável evitar, ou pelo menos minimizar, o consumo de bebida alcoólica, carne vermelha e enlatados. Procure ingerir bastante água, frutas, legumes, verduras e alimentos com alto teor de fibras.

Após cada Iniciação em diferentes Níveis o terapeuta Karuna poderá sentir reações emocionais (raiva/amor), magnéticas (rejeição/atração), mentais (pensamentos/confusões), e espirituais (construção/destruição). Esse processo durará de quatro a, no máximo, 21 dias.

> *"Tudo é necessário, mas tudo é passageiro."*
>
> Johnny De' Carli

3.8 Nossa Linhagem do Karuna

A exemplo do Reiki, o Método Karuna é uma prática de natureza espiritual sagrada. Após a Sintonização todo terapeuta Karuna devidamente Iniciado, por força das circunstâncias, obrigatoriamente passa a pertencer a uma determinada Linhagem ou "Árvore" do Karuna, que é uma sequência de nomes de mestres.

A cada novo mestre Iniciado a Corrente se expande. Considero importante que o terapeuta Karuna tenha conhecimento da Corrente à qual vai passar a pertencer, e deve honrá-la conforme nos ensinam os Cinco Princípios do Reiki. Desde as alterações ocorridas no Brasil já comentadas, a nossa Linhagem passou a ser:

LINHAGEM DO KARUNA
Sathya Sai Baba (Puttaparthi/Índia)
↓
Rosy Naor (Tel Aviv/Israel)
↓
Julio Pardilla (Barcelona/Espanha)
↓
Cássia Treviso (São Paulo/SP)
↓
Johnny De' Carli (Rio de Janeiro/RJ)
↓
"Meus alunos"

"Só a própria pessoa está em condições de escolher o que é melhor para ela."
Johnny De' Carli

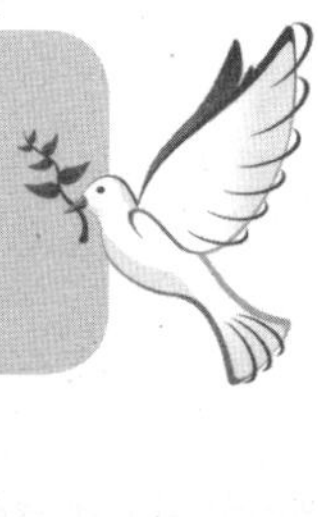

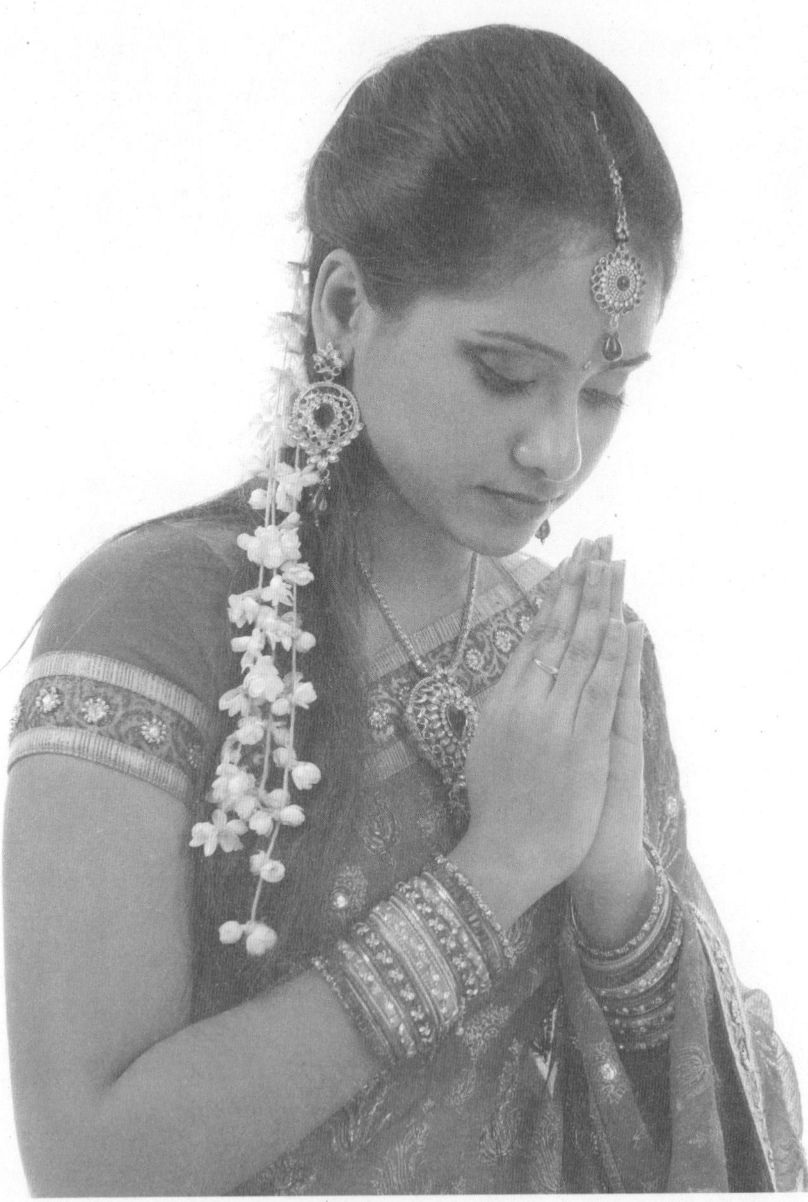

"Onde existe o Reiki e o Karuna, existirá Luz.
A Luz é a ressonância do amor."

Johnny De' Carli

4

O ensino do Método Karuna

O Método Karuna é ensinado em três Níveis ou Graus principais, que devem ser mantidos intactos em sua essência. Todos eles são Ativados com Iniciações.

O Karuna 1 é completo em si mesmo. O aluno que o recebe, de acordo com sua conveniência, pode parar nesse ou aprender os outros Níveis e se aprofundar nos estudos. Os seminários são passados em períodos de aula que variam de oito a dezesseis horas, de acordo com a quantidade de alunos e da capacidade didática do mestre.

Também há como sintetizar os três Níveis num único curso: todas as Iniciações originais são feitas numa só Ativação e todos os recursos do Método Karuna são colocados à disposição do aluno de uma só vez, ficando a critério do Iniciado a rapidez com que vai avançar em seu processo. Nestes casos, é lógico que a Energia Karuna não vai prejudicá-lo, mas o processo de limpeza energética de 21 dias pode, dependendo do contexto, tornar-se penoso para o aluno, além de ele não ter tido tempo suficiente para entender o significado profundo de cada Nível.

"Estudar e aprender são os empreendimentos mais sensatos a se fazer nesta vida."

Johnny De' Carli

4.1 Karuna 1

Nessa ocasião é feita uma Iniciação com quatro Símbolos sagrados do Karuna, e o aluno passa por um período de limpeza que poderá chegar a quatro meses. As pessoas Sintonizadas estão capacitadas a canalizar a Energia Karuna pelas mãos pelo simples fato de colocá-las, após ativar um de seus Símbolos, sobre aqueles que devem ser harmonizados, inclusive elas próprias, animais e plantas.

Não é necessário direcionar a mente, concentrar-se, fazer orações, acreditar ou desejar a recuperação, pois a Energia Karuna não precisa de nossa aprovação para agir.

Qualquer pessoa pode receber o Karuna 1, desde que seja previamente Iniciada pelo menos no Nível 2 do Reiki Usui. Os conhecimentos são simples e poucos, por isso não são necessários conhecimentos prévios especiais para aprender a técnica.

Após a Iniciação é recomendável a troca de Energia Karuna entre os terapeutas visando limpar os canais energéticos abertos nas Ativações, mas isso não é uma regra. Tal troca trará mais segurança ao praticante que vivenciará também a experiência de receptor.

É conveniente começar consigo mesmo diariamente e, em seguida, dar tratamento a familiares e amigos. A prática enriquecerá sua bagagem de conhecimentos com relação a tempos e posições que pretendem alcançar os centros

"Houve e ainda há muito que aprender."

Johnny De' Carli

energéticos mais importantes (chacras), os meridianos e órgãos em busca de uma harmonização completa.

No primeiro seminário de Karuna o aluno aprenderá também a história do Método. A exemplo do Reiki, nos seminários de Karuna 1 quase sempre observamos o mesmo fenômeno de comportamento dos participantes: iniciam o encontro com uma atitude bastante cética, não conversam entre si e não exteriorizam suas emoções, como se estivessem isolados do mundo. Após a Sintonização, contudo, começam a conversar, sorrir e brincar. No final, agem como se fossem amigos há anos, abraçam-se, trocam telefones e e-mails. Observo que muitos voltam a encontrar-se posteriormente.

4.2 Karuna 2

O seminário de Karuna 2 desenvolve-se em um período semelhante ao do primeiro. Nessa ocasião é feita nova Iniciação com mais quatro Símbolos sagrados do Karuna (agora totalizando oito) , que são ensinados e Sintonizados no participante. Esse passa novamente por um período de limpeza, que também poderá chegar a quatro meses.

Os diferentes tipos de tratamentos dependem da combinação que se faz dos oito Símbolos. Fazemos o Karuna 2 quando sentimos a necessidade de um crescimento e de mais conhecimento em relação a essa Energia.

"Quanto mais você aprender a respeito dos métodos Reiki, Karuna e da vida, mais responsabilidade terá para com a sua saúde e felicidade e também para com os que estão partilhando com você a experiência de viver."

Johnny De' Carli

O Karuna 2 não é um aperfeiçoamento do primeiro, já que cada um é um módulo completo e perfeito fechado em si mesmo. Em geral, quando chegamos ao Karuna 2 valorizamos ainda mais o primeiro Nível.

Os Símbolos ensinados podem ser usados também para enviar Energia Karuna à distância, ao passado e ao futuro, desde que apoiados com o Hon Sha Ze Sho Nen, aprendido no Nível 2 do Reiki Usui.

4.3 Mestrado de Karuna

O Mestrado de Karuna é o Nível de Professor de Karuna. A pessoa é Sintonizada como mestre e recebe os conhecimentos sobre como Iniciar novos terapeutas Karuna.

Essa Iniciação não obriga ninguém a ensinar e, assim, cada vez mais as pessoas decidem fazer tal escolha dentro de uma visão de crescimento interior. Tal formação necessita de 16 horas de treinamento, no mínimo. O aluno, ao receber a Iniciação do Mestrado assume o compromisso de transmitir o Método Karuna da forma como vem sendo feito desde o descobrimento, pelo avatar indiano Sri Sathya Sai Baba, ou seja, sem registros e sem patentes.

> *"O grande objetivo do ensino não é apenas o conhecimento, mas a sabedoria, que é o conhecimento aplicado."*
>
> Johnny De' Carli

5

O Karuna 1

O Karuna 1 está à disposição daqueles que já receberam o Nível 2 do Reiki Usui de um mestre devidamente habilitado. A capacidade do terapeuta Karuna de interferir fica muito ampliada e intensificada. Este módulo implica, obrigatoriamente, uma nova Sintonização energética para que o aluno possa utilizar com sucesso os novos conhecimentos provenientes dos quatro Símbolos do Karuna 1.

A experiência comprova que não existe inconveniente de receber, num período de tempo curto, os Níveis 2 do Reiki e o Karuna 1, ficando o aluno sujeito somente a um processo de limpeza mais intenso nos 21 dias subsequentes. Fica a seu critério a decisão sobre o tempo entre as duas Sintonizações.

Conforme já vínhamos vivenciando no Nível 2 do Reiki Usui, que a Energia Primordial do Universo não trabalha apenas sobre um plano de uma maneira linear, mas busca a causa do problema onde estiver, saneando o indivíduo de maneira irreversível. Extrapola a condição de estar tratando apenas "esse corpo" ou "essa condição" e passa a tratar todos os corpos e condições atuais.

"Todo Reikiano procura o equilíbrio físico, emocional, mental e espiritual através do uso correto dessas ferramentas maravilhosas que denominamos mãos."

Johnny De' Carli

O Karuna 1 é um degrau essencial para quem não somente se propõe a participar de tratamentos, mas também deseja resgatar suas habilidades divinas e obter a transcendência dos estados imperfeitos e limitantes.

Adentramos numa nova dimensão de tratamento que vai permitir que você trate a si mesmo ou a outras pessoas transformando antigas condutas negativas em novos comportamentos construtivos.

Nesse Nível, com o Símbolo Halu o aluno se exercita para ter acesso ao inconsciente do receptor. Depressões com origens emocionais, desordens mentais, desestruturações, fobias, vícios, esgotamentos nervosos, tendências adquiridas no ventre da mãe ou em vivências anteriores passam a ser transformadas. Aprendemos a influenciar nossos pensamentos de maneira positiva, a recriá-los e modificá-los para melhor.

Com a nova Iniciação, vastos horizontes se abrem para o aluno e o espectro de suas faculdades psíquicas aumenta consideravelmente, conduzindo-o a novos patamares espirituais. O aluno é Sintonizado na frequência de quatro Símbolos sagrados do Método Karuna. Aprendendo a trabalhar com os mesmos, passará a direcionar a Energia para além dos planos emocionais e mentais aprendido no Nível 2 do Reiki Usui.

"Controle dos pensamentos, eis o principal requisito para ser feliz."
Johnny De' Carli

5.1 Os Símbolos do Karuna 1

Não se conhece muito sobre a história dos Símbolos do Karuna. Conforme já explicado, fala-se que o Método foi edificado a partir de canalizações de Símbolos e técnicas que foram repassadas pelo avatar indiano Sri Sathya Sai Baba a Kathleen Milner. Devido a questões religiosas e legais, Kathleen Milner e outros mestres de Reiki envolvidos nesse fato se viram obrigados a criar nomes para a técnica para que não viesse a lhes causar problemas.

A exemplo do Reiki, os Símbolos também são a essência do Método Karuna. São extremamente poderosos e sagrados devendo, portanto, serem tratados com o mais profundo respeito. Compostos da união de *mantras* (sons energéticos) e *yantras* (desenhos energéticos), podem ser considerados como botões ou interruptores que, acionados, acarretam automaticamente resultados específicos.

Os Símbolos são uma porta, um acesso para diferentes níveis de Energia. Funcionam como verdadeiros satélites que captam sinais e os retransmitem fortalecidos. São instrumentos vibracionais para a captação, intercessão e restauração da Energia Primordial Cósmica. Limpam energeticamente pessoas, lugares e objetos levando a importantes aberturas nos processos inconscientes. Permitem um maior vislumbre de nossas capacidades físicas e extrassensoriais.

"A História, muitas vezes, é o registro de algo que nunca aconteceu, escrita por alguém que não estava presente."

Johnny De' Carli

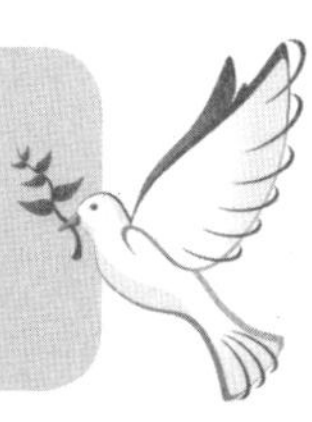

As informações conhecidas sobre eles estão incompletas. Ainda existem muitas outras possíveis utilizações que permanecem desconhecidas, havendo muito campo para pesquisas.

Durante os seminários de Karuna, num Ritual cada aluno recebe sua Iniciação, o que implanta firmemente os Símbolos em seu íntimo. Sem a Sintonização realizada por um mestre Karuna habilitado os Símbolos não funcionam. Isso foi provado muitas vezes. É como um televisor ou um rádio fora de sintonia. A Sintonização é fundamental para assegurar a confiabilidade da técnica. Esse preceito primordial garante a inalterabilidade do processo e consequentes resultados, dando ao aluno e ao receptor a certeza dos efeitos da técnica Karuna.

Eles devem ser memorizados pelo aluno. Cada traço tem seu significado e deve ser feito na forma e ordem exatas. Deve ser desenhado o mais próximo possível do original. Para ativá-los, o ideal é que sejam desenhados com o dedo indicador ou com a mão em concha nas duas mãos (com exceção do Rama do Karuna 1 e do Kriya do Karuna 2) e no ar, como se espalhássemos tinta numa parede imaginária; ou visualizados na mente.

Eles funcionam automaticamente, não sendo preciso que a pessoa esteja em estado meditativo. A mente começa a operar em outras dimensões ainda que o corpo físico permaneça aparentemente normal. Sempre que um Símbolo for utilizado seu *mantra* correspondente deve ser repetido três vezes.

> *"Nada é mais verdadeiro que o original."*
>
> Johnny De' Carli

Observamos alunos que passam bastante tempo aprendendo a desenhá-los corretamente, mas não atentam para compreender a fundo o que são esses Símbolos e para que servem. A maioria não conhece nem metade das diversas utilizações de cada um.

Não existe uma maneira única de desenhá-los. Existem variações de mestre para mestre. Os alunos devem seguir as orientações e a maneira ensinada pelo seu respectivo mestre de Karuna.

Se você já brincou de telefone sem fio, sabe que a mensagem que chega ao final da roda é bem diferente do que era no começo. O mesmo aconteceu com os Símbolos. Cada novo mestre os modificava um pouco mais. Vale registrar que da mesma forma que não existem duas pessoas com a mesma caligrafia, os Símbolos nunca são desenhados como se fazia no início. Ao usá-los, o importante é a intenção e a preservação do seu som (*mantra*) correspondente.

Disse Santo Agostinho: "Cantar é rezar duas vezes". Todos os Símbolos do Karuna podem ser entoados repetidamente em voz alta, mentalmente, murmurando ou cantando. Isso fará com que o fluxo de Energia emitido pelas mãos do terapeuta fique de duas até quatro vezes mais potente. Recomenda-se serem repetidos de forma rítmica e contínua, de preferência num ambiente calmo e livre de interferências externas.

"Que maravilhosa surpresa é entender algo que a gente havia decorado."
Johnny De' Carli

Cantar os *mantras* do Karuna na rotina diária traz inúmeros benefícios, como maior equilíbrio mental e emocional, melhoram a respiração a oxigenação das glândulas e órgãos do corpo, dentre outros.

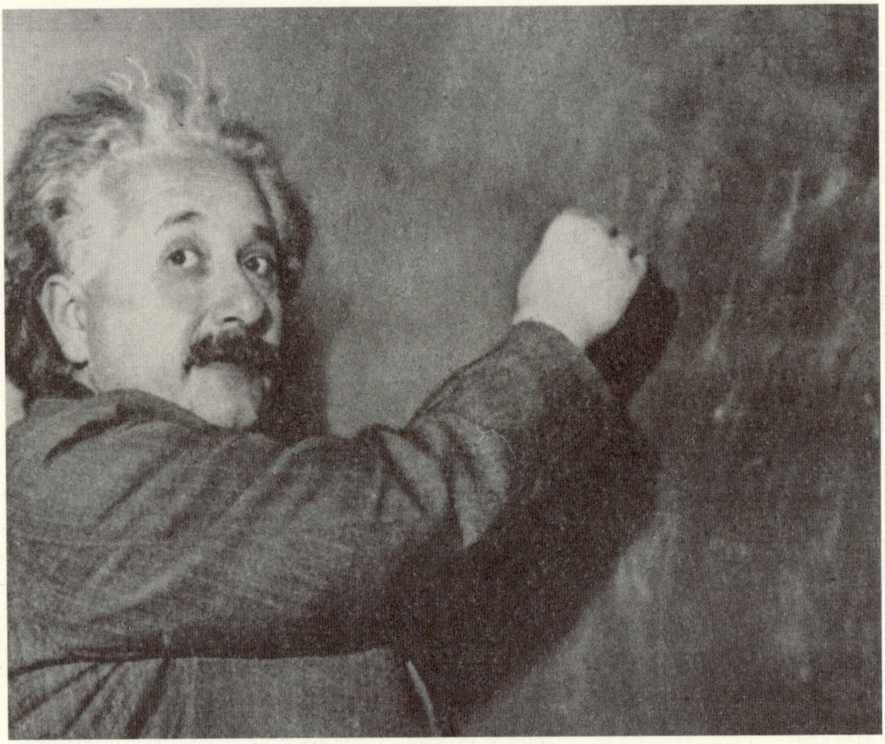

"A imaginação é mais importante que o conhecimento"

Albert Einstein
(14 de março de 1879 – 18 de abril de 1955)

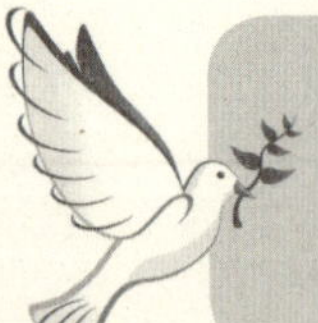

"A partir da passagem de Albert Einstein (1955), os seres humanos compreenderam que o que eles podem tocar, cheirar, ver e ouvir é menos de um milionésimo da realidade."

Johnny De' Carli

5.1.1 – Símbolo Zonar

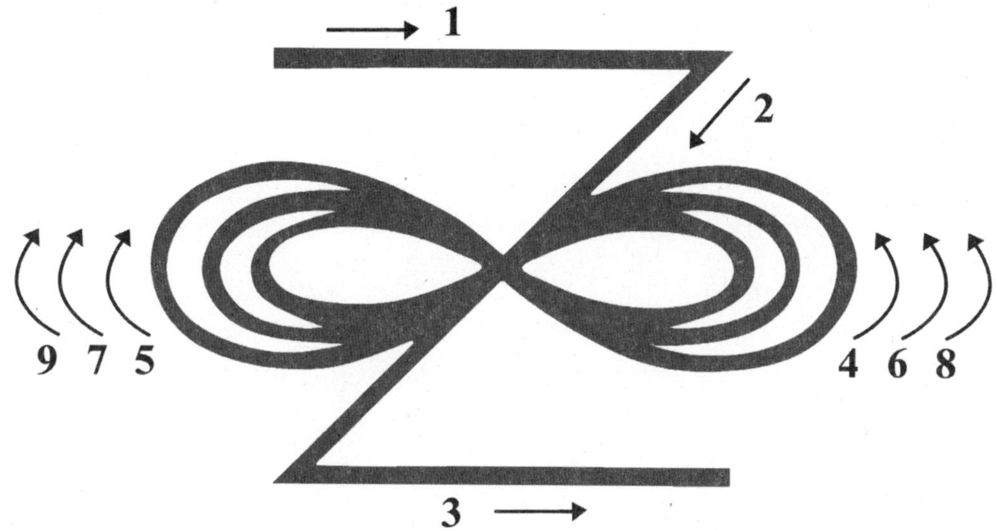

Para desenhar o Símbolo Zonar (fala-se ZÔ-NÁR), comece com a letra "Z" maiúscula; em seguida, começando pelo meio desenhe o Símbolo do Infinito por três vezes, iniciando pela parte inferior direita em sentido anti-horário.

A minha recomendação pessoal, da forma que encontrei melhores resultados, é desenhar o Zonar em ambas as mãos e bater palmas três vezes na altura do segundo chacra repetindo verbal ou mentalmente seu *mantra*, também três vezes. Em seguida, traçar novamente o mesmo em frente do seu corpo repetindo, uma vez mais, verbal ou mentalmente o seu *mantra* três vezes. Há outras formas de ativá-lo, e também funcionam.

> *"No Reiki e no Karuna, os resultados melhoram quando se melhora a precisão."*
>
> Johnny De' Carli

Geralmente, Zonar é o primeiro a ser utilizado num tratamento com o Método Karuna. Isso ocorre por tratar dos assuntos mais superficiais ou, como costumo dizer, tratando "a primeira capa de uma cebola" criando as condições necessárias para a cura definitiva que é, em geral, mais profunda e a nível de subconsciente, o que se dará com o próximo Símbolo do Karuna (Halu).

Observações clarividentes informam que a Energia de Zonar é emitida pelas mãos do terapeuta Karuna em feixes de luzes cintilantes, com maior predominância da cor laranja (cor de abóbora). Daí a explicação de sua forte ação terapêutica na região do segundo chacra *(svadhishthana chakra)*.

A nível de problemas de saúde do corpo físico, com observações ao longo de anos da prática terapêutica percebemos sua ação positiva em problemas no sistema reprodutor, na bexiga, nos quadris, nas pernas, nos pés, no nervo ciático, em espasmos musculares, cãibras, cólicas, desordens menstruais e desequilíbrios hormonais.

Zonar faz forte ressonância com a vibração do número 9 que nos remete à Lua, ou seja, problemas emocionais (como rejeição, solidão, ressentimentos, vingança, ciúme, depressão e inveja). Por isso, também é muito eficaz no tratamento da "dor emocional" (dor da alma), como a do luto, da separação conjugal, da perda de emprego etc.

> *"As cargas mais pesadas nessa vida são as cargas emocionais; as feridas do passado, as preocupações sobre o futuro, iluminar a mente é libertá-la dessa carga."*
>
> Johnny De' Carli

Num velório, por exemplo, pode ser utilizado desenhando-se os quatro Símbolos do Reiki Usui (para quem é Nível 3-A) e enviar a Energia por, aproximadamente, 10 minutos para, em seguida, enviar o Zonar colocando todas as pessoas numa esfera de luz (de preferência cor de abóbora). Particularmente, nestes casos utilizo e recomendo a Técnica da Redução.

Na composição física do nosso corpo os átomos de carbono, presentes nas células formadoras dos tecidos, dos órgãos e das glândulas têm a particularidade de armazenar memórias, não só as positivas como também negativas, como maus hábitos e traumas, algumas vezes originadas no útero materno, na primeira infância e até em vidas anteriores, que são transferidas ao físico pelos corpos superiores da nossa aura. Nesses casos, para eliminar tais assuntos ocultos o Zonar deve ser desenhado após o Hon Sha Ze Sho Nen dirigindo, através da intenção, que a Energia cure a origem do problema, seja no passado desta existência ou de uma vida pretérita. Durante a cura, é comum haver o que chamamos de "transbordamento emocional", ou seja, revivermos a mesma emoção do trauma armazenado.

O Símbolo Zonar também é uma via de acesso direta com o Arcanjo Gabriel, um anjo anunciador por excelência das revelações divinas, que serve como mensageiro de Deus e que pode nos orientar por intuição ou por *insights* a superar uma doença cármica.

> *"Carma não é vingança; a vingança não espera a vítima crescer, nem se preocupa com sua melhoria."*
>
> Johnny De' Carli

5.1.2 – Símbolo Halu

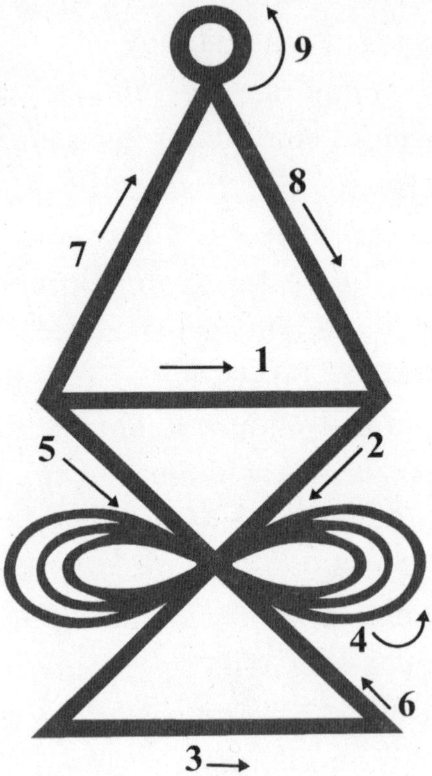

Para desenhar o Símbolo Halu (fala-se RÊI-LIÚ), desenhe primeiro integralmente o Zonar. Em seguida, da parte superior esquerda da letra "Z" trace uma reta para baixo em diagonal, até o centro. Então, da parte inferior direita da letra "Z" trace uma reta para cima, também em diagonal, até o centro. Na sequência, da parte superior esquerda da letra "Z" trace

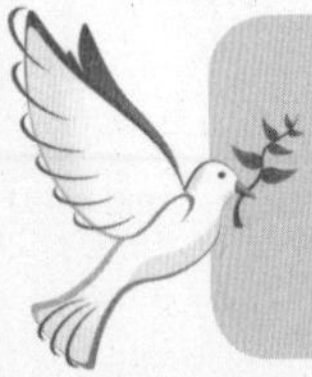

"Aprender errado é pior que ignorar."
Johnny De' Carli

uma reta para cima em diagonal, ligeiramente à direita até o meio do Símbolo; desça em diagonal fechando um triângulo logo acima da letra "Z". Acima, começando do vértice do triângulo desenhe uma esfera no sentido anti-horário.

Da mesma forma que o Símbolo anterior, minha recomendação pessoal, da forma que encontrei melhores resultados é desenhar o Halu em ambas as mãos e bater palmas três vezes na altura do segundo chacra repetindo verbal ou mentalmente o seu *mantra*, também três vezes. Em seguida, traça-lo novamente em frente do seu corpo repetindo, uma vez mais, verbal ou mentalmente o seu *mantra* três vezes. Há outras formas de ativá-lo, e também funcionam.

Geralmente, Halu é o segundo a ser utilizado num tratamento com o Método Karuna, logo após o Zonar. Isso ocorre por tratar os assuntos mais profundos ou, como costumo dizer, trata "o centro da cebola" criando as condições necessárias para a cura definitiva que é, em geral, a nível de subconsciente. O Halu atua de forma complementar ao Zonar.

Observações clarividentes informam que a Energia de Halu também é emitida pelas mãos do terapeuta Karuna em feixes de luzes cintilantes, com maior predominância da cor laranja (cor de abóbora), porém, de uma forma muito mais concentrada e brilhosa que o Símbolo Zonar. Daí a explicação de, também, ter sua forte ação terapêutica na região do segundo chacra *(svadhishthana chakra)*, porém agora de uma forma muito mais intensa e profunda.

"Quanto mais aprendemos, melhor empreendemos."
Johnny De' Carli

Halu também faz forte ressonância com a vibração do número 9 que nos remete, uma vez mais, à Lua, ou seja, problemas emocionais (como rejeição, solidão, ressentimentos, vingança, ciúme, depressão e inveja) agora gerados a nível mais profundo, como crenças limitantes e aquilo (nosso) que muitas vezes não queremos ver, trazendo essa "sombra" para o consciente para que seja aceita e curada.

A nível de problemas de saúde do corpo físico, com observações ao longo de anos da prática terapêutica percebemos sua ação positiva nas mesmas questões observadas com o Símbolo Zonar. A vantagem agora é que a Energia irradiada pelo Halu funciona como se fosse um bisturi energético ou um *raio laser* capaz de destruir focos com alta concentração de energia estagnada como, por exemplo, um tumor maligno, um cisto, displasia mamária, um braço com bursite, tendinite, inflamação do nervo ciático etc.

Não são poucas as vezes que vemos defeitos e imperfeições nos outros que carregamos de forma oculta na nossa própria essência (em geral, arraigados no segundo chacra). Ou seja, vemos no outro aquilo que negamos dentro de nós mesmos. Muitos se afastam dessas pessoas alegando que "o meu santo não cruzou com o santo dele", mas em verdade, ambos carregam as mesmas imperfeições.

A exemplo do Reiki, o Método Karuna também cura por "enfrentamento". É importante que o receptor se concentre no problema e na disfunção que deseja curar

> *"Somente o problema que você aceitar e enfrentar poderá desaparecer. Aquilo que você ignorar ou não aceitar, persistirá."*
>
> Johnny De' Carli

direcionando com a sua mente consciente a Energia para a causa inconsciente da questão.

Durante as relações sexuais, no momento da ejaculação os homens liberam uma energia muito densa e poderosa que pode ser utilizada de forma terapêutica e positiva (vide o que se ensina no tantra), ou de forma muito danosa e negativa gerando problemas físicos e emocionais que perduram por muitos anos, e até mesmo pelo resto da vida.

O dano acontece quando, no momento da ejaculação, o parceiro ou parceira passiva sente muito medo, como num estupro (violência sexual), por exemplo. O medo é uma emoção com forte poder de atração, logo, a energia liberada fica retida ("colada") entre os elétrons e os núcleos dos átomos e tem muita dificuldade de ser eliminada. O Símbolo Halu, por ter sua forte ação terapêutica na região do segundo chacra, responsável pela propagação da espécie (sexualidade), funciona como um "bisturi espiritual" retirando essa energia nociva agregada. O receptor poderá ou não reviver novamente o trauma da agressão.

Quando o Mestre Jesus nos recomendou que "vigiássemos" foi porque sabia que, muitas vezes, somos vítimas de diferentes tipos de ataques psíquicos e espirituais, geralmente enviados por energias mentais magnéticas criadas pela inveja (olho gordo, mau olhado, quebranto etc.). O Halu é capaz não só de dispersar essas energias emitidas por terceiros como qualquer outro tipo de energia de baixa frequência

"A energia atrai energias da mesma qualidade."

Johnny De' Carli

que possa nos causar danos (magias, feitiçarias, bruxarias etc.). É importante, nesses casos, direcionar para o receptor a energia ou o comportamento que está "aceitando" por ressonância o ataque.

Após a utilização do Halu, com a saída dos bloqueios densos arraigados é importante preencher os espaços "vazios" deixados com uma Energia reparadora de amor (cor-de-rosa), como se fosse um "curativo espiritual". Para isso, preenchemos a região tratada com o próximo Símbolo do Karuna 1, o Harth.

"Nós criamos a realidade que atraímos para a nossa vida a todo o instante."
Johnny De' Carli

5.1.3 – Símbolo Harth

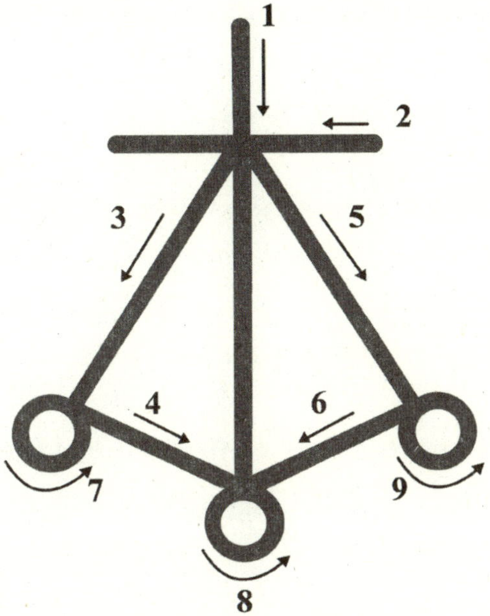

Para desenhar o Símbolo Harth (fala-se RÁR-FÍ), trace primeiro a reta vertical de cima para baixo. Em seguida, trace a reta horizontal da direita para a esquerda. Do ponto de intercessão das duas retas, do lado esquerdo trace para baixo uma reta em diagonal até aproximadamente o centro do Símbolo. Em seguida, desvie para a direita traçando uma reta diagonal até o final do traço vertical. Repita o mesmo processo do lado direito. Em seguida, no vértice do lado esquerdo desenhe uma esfera no sentido anti-horário. Na sequência, no vértice inferior desenhe uma segunda esfera

> *"É importante observar para aprender."*
> Johnny De' Carli

no sentido anti-horário. Por último, no vértice do lado direito desenhe uma terceira esfera no sentido anti-horário. A forma de traçá-lo nos comprova que sua origem não é chinesa, assim como são o Dai Koo Myo e o Hon Sha Ze Sho Nen, ambos do Reiki Usui.

Da mesma forma que os dois Símbolos anteriores, a minha recomendação pessoal, da forma que encontrei melhores resultados é desenhar o Harth em ambas as mãos e bater palmas três vezes na altura do chacra cardíaco repetindo verbal ou mentalmente o seu *mantra*, também três vezes. Em seguida, traçá-lo novamente em frente do seu corpo repetindo, uma vez mais, verbal ou mentalmente o seu *mantra* três vezes. Há outras formas de ativá-lo, e também funcionam.

Geralmente, Harth é o terceiro a ser utilizado num tratamento com o Método Karuna, logo após o Halu. Conforme já dito, com a saída dos bloqueios densos arraigados é importante preencher os espaços "vazios" deixados como uma Energia reparadora de amor (cor-de-rosa), como se fosse um "curativo espiritual". Para isso, preenchemos a região tratada com o Símbolo Harth.

Observações clarividentes informam que a Energia do Harth também é emitida pelas mãos do terapeuta Karuna em feixes de luzes cintilantes, agora com maior predominância da cor-de-rosa. Daí a explicação de proporcionar uma forte ação terapêutica na região do quarto chacra *(anahata chakra)*.

"O chacra do coração, além de ser o mais sagrado de todos, é o mais significativo no processo dos tratamentos com os Métodos Reiki e Karuna. A energia proveniente desse importante chacra é branda e confortadora. Diríamos que o chacra cardíaco é a fábrica de Reiki e de Karuna."

Johnny De' Carli

Harth também faz forte ressonância com a vibração do número 9 que nos remete, uma vez mais, à Lua, ou seja, problemas emocionais, mas em especial a síndrome de pânico, desilusão, transição, pânico, depressão e incapacidade de amar.

A nível de problemas de saúde do corpo físico, com observações ao longo de anos da prática terapêutica percebemos sua ação positiva em problemas no coração, arritmia cardíaca, sistema circulatório, brônquios e aparelho respiratório, parte superior das costas, nervo vago, sangue, pele, rubor, pressão alta, colesterol alto, palpitações e acidose.

O Harth pode ser usado para curar qualquer tipo de relação comprometida (relacionamentos afetivos, sociedades em crise, relações familiares problemáticas etc.). Como trabalha diretamente com o chacra cardíaco, ele potencializa o amor, desenvolve a humildade e a tolerância entre as partes envolvidas auxiliando na aceitação e no perdão. Para isso, desenhe o Símbolo Dai Koo Myo (fale o *mantra* três vezes); a seguir desenhe o Hon Sha Ze Sho Nen (fale o *mantra* três vezes); na sequência, desenhe o Harth em ambas as mãos e bata palmas três vezes repetindo verbal ou mentalmente o seu *mantra*, também três vezes. Por último, trace novamente o Harth em frente do seu corpo. Antes de repetir seu *mantra* e usando a Técnica da Redução, imagine uma esfera cor-de-rosa entre as mãos e coloque dentro dela a relação conflituosa das pessoas envolvidas. Então repita, uma vez mais verbal ou mentalmente o seu *mantra* três vezes.

> *"Procure sempre perdoar. O perdão é o alimento do convívio."*
> Johnny De' Carli

A técnica pode ser utilizada também para uma relação saudável a fim de que continue boa e até melhore.

Karuna é compaixão, não é magia, ou seja, não pode ser utilizado para criar ou forçar a criação de uma relação em desrespeito à Lei do Livre Arbítrio.

Harth é uma via de acesso que estabelece uma conexão direta e imediata com os Mestres de muita Luz que vibram na Energia do Amor Incondicional (Jesus, Maria, Kannon ou Kuan Yin, Buda, Mestres Ascensionados, Anjos e Arcanjos). Por isso, esse Símbolo é tão importante para desenvolver o amor incondicional auxiliando para que o Planeta Terra se torne um lugar melhor. O procedimento é idêntico ao explicado acima para o tratamento de relacionamentos, mas nesse caso coloque entre as mãos o Planeta Terra envolvido numa esfera de luz cor-de-rosa.

Estudos apontam que, em geral, pessoas que desenvolvem vícios autodestrutivos (álcool, drogas etc.) ou maus hábitos, como os alimentares e o sedentarismo, apresentam uma baixa autoestima ou amor próprio. Uma pessoa que se ame nunca aceita desenvolver ou se manter num vício que certamente arruinaria a sua saúde. Como o Símbolo Harth trabalha diretamente com o chacra cardíaco, o amor próprio (autoestima) ajudará a desenvolver bons e saudáveis hábitos para nós. O procedimento é idêntico ao explicado acima para o tratamento de relacionamentos: coloque entre as mãos o hábito saudável que gostaria de desenvolver ou o vício que gostaria de se livrar.

"É possível desenvolver um bom hábito de vida, incorporando-o, sempre que possível, à sua rotina."

Johnny De' Carli

5.1.4 – Símbolo Rama

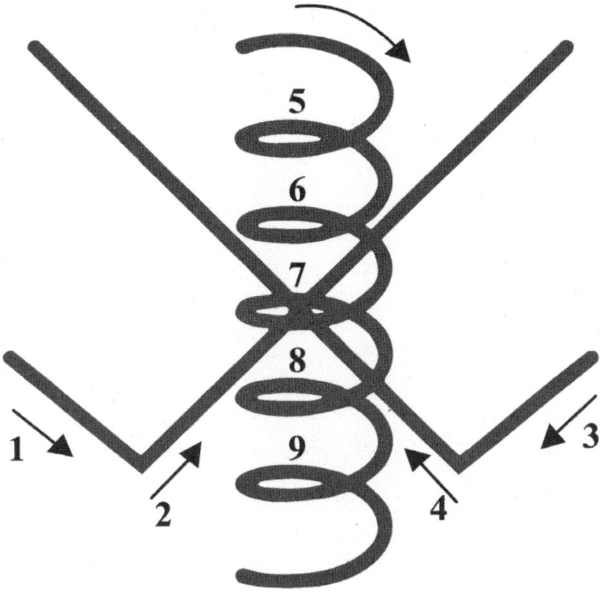

Para desenhar o Símbolo Rama (fala-se RÃ-MÁ, como nos "r" do termo arara e o primeiro "a" com som nasal), comece pelo lado esquerdo com uma letra "L" maiúscula e invertida, em diagonal (deitada com aproximadamente 45°) de baixo para cima. Em seguida, faça o mesmo procedimento do lado direito, com a letra "L" maiúscula, agora sem estar invertida. Começando de cima, desenhe um espiral no sentido horário com cinco "curvas (gavinhas)", sendo que a curva central, a terceira, deverá ser desenhada sobre o ponto de intersecção entre as duas letras "L".

"Se algo é incontestavelmente certo, faça-o."
Johnny De' Carli

A minha recomendação pessoal, da forma que encontrei melhores resultados é desenhar o Rama em frente do seu corpo repetindo, verbal ou mentalmente, o seu *mantra* três vezes. Por ser uma Energia mais "densa", não percebi a necessidade de desenhá-lo nas duas mãos como recomendo nos três Símbolos anteriores. Há outras formas de ativá-lo, e também funcionam.

A nível de problemas de saúde do corpo físico, com observações ao longo de anos da prática terapêutica percebemos sua ação positiva em problemas nos rins (insuficiência renal), na coluna vertebral, nos ossos, nos dentes, no intestino grosso, no ânus, no reto, na próstata, na anemia, no excesso de peso, na pressão baixa, na fadiga (energia física), na pouca tonicidade muscular, nos problemas de circulação, em desequilíbrios na temperatura do corpo, em casos de leucemia e em dores físicas.

O Rama também faz forte ressonância com a vibração do número 9 que nos remete, uma vez mais, à Lua, ou seja, problemas emocionais, mas em especial problemas de tensão nervosa, raiva, impaciência, apego, materialismo, culpa, vergonha e tendências à agressividade (violência).

Observações clarividentes informam que a Energia do Rama é emitida pelas mãos do terapeuta Karuna em feixes de luzes cintilantes, agora com maior predominância da cor vermelha. Daí a explicação da sua forte ação terapêutica na região do primeiro chacra *(muladhara chakra)*, contribuindo

"A saúde do corpo é o bem mais valioso que o ser humano pode ter."
Johnny De' Carli

para que as pessoas confusas, que vivem no "mundo da lua" estejam mais ancoradas, presentes, atentas e centradas. Para esse fim recomenda-se a sua utilização na região do primeiro chacra ou nos pés do receptor. Por esse ser o chacra da força e da vitalidade, é ótimo quando nos sentimos muito esgotados e cansados, principalmente ao final de uma jornada de trabalho.

Geralmente, o Rama é o último Símbolo a ser utilizado num tratamento com o Karuna 1, isso ocorre por ajudar a aterrar o receptor. É comum, ao longo de uma sessão de Reiki e de Karuna haver um certo desdobramento espiritual ou projeção astral, a fim de facilitar o processo de cura. Portanto, Rama traz a nossa consciência e o nosso espírito novamente para o corpo físico. Se isso não ocorre, caso o receptor tenha de dirigir um carro ou uma moto poderia se tornar perigoso.

O Rama, por ser um Símbolo de aterramento ajuda a purificar o organismo do receptor arrastando para que saiam pelos pés todas as energias bloqueadas que, em geral, são as causadoras das inflamações e das dores físicas. Isso explica ser tão eficaz para as dores do corpo físico, gerando um efeito anestésico quase que imediato.

Por ter o poder de purificação e aterramento, Rama pode ser utilizado também para a limpeza de negatividades arraigadas nos ambientes, como em uma sala de reunião ou atendimento, por exemplo. Para isso, com a intenção

> *"Trate muito bem do seu corpo físico; nunca se esqueça, você vive nele."*
>
> Johnny De' Carli

de purificar basta desenhá-lo ou visualiza-lo no centro do aposento imaginado que preenche todo o espaço. Para esse fim, pode-se também desenhá-lo nos quatro cantos, no teto e no piso sempre emitindo o seu *mantra* três vezes a cada vez que desenhá-lo. Contudo, por gerar o aterramento e não a transmutação da negatividade não se recomenda sua utilização em prédios, pois a energia seria transferida para o andar inferior.

Não é raro vermos pessoas dotadas de grande inteligência, capacidade e conhecimentos técnicos que desenvolvem excelentes ideias criativas, mas por terem problemas no primeiro chacra acabam não materializando ou executando as suas ideias, muitas vezes, por medo do fracasso. O Símbolo Rama cria uma importante conexão entre os chacras superiores e os inferiores tornado as pessoas mais prósperas, produtivas, perseverantes e determinadas, manifestando os seus sonhos no mundo material.

Rama é uma via de acesso direta com o Arcanjo Miguel, um Anjo protetor por excelência, que nos protege contra os perigos das forças do mal, dos inimigos e dos espíritos maléficos. Rita e eu nunca pegamos uma estrada sem imaginar o nosso veículo dentro de uma grande "caixa" com seis Símbolos Rama (um na frente, um do lado direito, um atrás, um do lado esquerdo, um acima e um abaixo do veículo).

"Nossa casa é nosso corpo mais largo, cuide dela com amor."

Johnny De' Carli

6

O Karuna 2

O Karuna 2 está à disposição daqueles que já receberam o Karuna 1 de um mestre devidamente habilitado. Uma vez mais, a capacidade de interferir do terapeuta fica muito ampliada e intensificada.

Este módulo implica obrigatoriamente uma nova Sintonização energética para que o aluno possa utilizar com sucesso os novos Símbolos do Método Karuna. A experiência comprova que não existe inconveniente de receber, num período de tempo curto, os Níveis 1 e 2 do Karuna, ficando o aluno sujeito somente a um processo de limpeza mais intenso nos 21 dias subsequentes. Mais uma vez, fica a seu critério a decisão sobre o tempo entre as duas Sintonizações.

O Karuna 2 é mais um degrau essencial para quem não somente se habilita a participar de tratamentos, mas também deseja resgatar suas habilidades divinas e obter a transcendência dos estados imperfeitos e limitantes. Seguimos adentrando numa nova dimensão de tratamento que vai permitir que você trate a si mesmo ou outras pessoas transformando antigas condutas negativas em novos comportamentos construtivos.

"Torne-se um aprendiz para a vida toda.
Mantenha-se renovado e vibrante, aprendendo algo novo todos os dias."
Johnny De' Carli

Com a nova Iniciação, vastos horizontes seguem abrindo para o aluno e o espectro de suas faculdades psíquicas aumenta consideravelmente, conduzindo-o a novos patamares espirituais. O aluno é Sintonizado na frequência de mais quatro Símbolos sagrados do Método Karuna, aprendendo a trabalhar com os mesmos.

6.1 Os Símbolos do Karuna 2

A exemplo dos primeiros, os quatro novos Símbolos do Karuna 2 também são instrumentos vibracionais para a captação, intercessão e restauração da Energia Primordial Cósmica. Todos os Símbolos do Karuna 1 e 2 são independentes e funcionam por si mesmos, não requerendo outro de apoio para funcionar, como ocorre no Reiki Usui. Conforme já dito, as informações conhecidas sobre eles estão incompletas. Ainda existem muitas outras possíveis utilizações que permanecem desconhecidas, havendo muito campo para pesquisas.

Durante o seminário de Karuna 2, no Ritual de Sintonização cada aluno recebe sua Iniciação que implanta firmemente os quatro novos Símbolos no seu íntimo. Conforme já explicado, sem a Sintonização realizada por um mestre Karuna habilitado os Símbolos não funcionam. Isso foi provado muitas vezes. É como um televisor ou um rádio fora de sintonia. A Sintonização é fundamental para assegurar a

> *"A aprendizagem decorre ao longo de uma existência inteira.*
> *Somos eternos aprendizes."*
> Johnny De' Carli

confiabilidade da técnica. Esse preceito primordial garante a inalterabilidade do processo e consequentes resultados, dando ao aluno e ao receptor a certeza dos efeitos da técnica Karuna.

Os quatro novos Símbolos também devem ser memorizados pelo aluno. Cada traço tem seu significado e deve ser feito nas formas e ordem exatas. Deve ser desenhado o mais próximo possível do original. Para ativá-los, o ideal é que sejam desenhados com o dedo indicador ou com a mão em concha nas duas mãos (com exceção do Kriya) e no ar, como se espalhássemos tinta numa parede imaginária; ou podem ser visualizados na mente. Eles funcionam automaticamente, não sendo preciso que a pessoa esteja em estado meditativo. A mente começa a operar em outras dimensões ainda que o corpo físico permaneça aparentemente normal. Uma vez mais, sempre que um Símbolo do Karuna 2 for utilizado seu *mantra* correspondente deve ser repetido três vezes.

Não existe uma maneira única de desenhar os quatro novos Símbolos do Karuna 2. Existem variações de mestre para mestre. Os alunos devem seguir as orientações e a maneira ensinada pelo seu respectivo mestre de Karuna.

Assim como os primeiros, eles também podem ser entoados repetidamente em voz alta, mentalmente, murmurando ou cantando. Isso fará com que o fluxo de energia emitido pelas mãos do terapeuta Karuna fique de duas até quatro vezes mais potente. Recomenda-se serem repetidos de forma rítmica e contínua, de preferência num ambiente calmo e livre de interferências externas.

"Procure ser uma pessoa em busca do aperfeiçoamento diário."
Johnny De' Carli

6.1.1 – Símbolo Gnosa

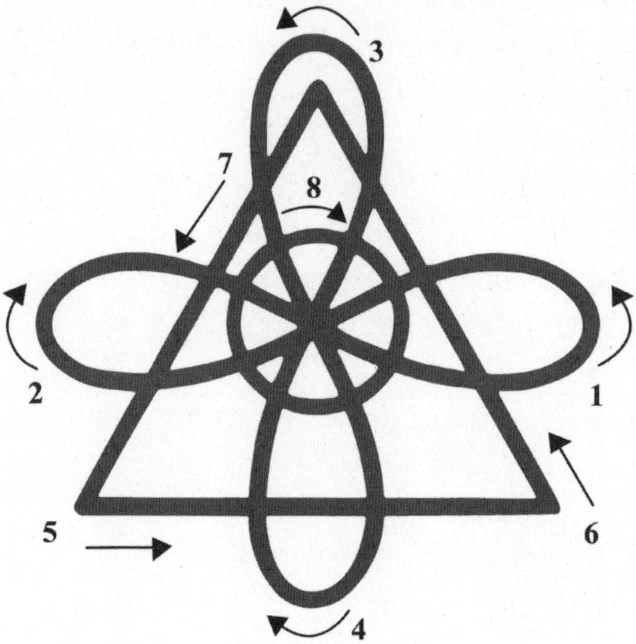

Para desenhar o Símbolo Gnosa (fala-se NÔ-SSÁ) comece pelo meio desenhando o Símbolo do Infinito horizontal uma só vez, iniciando pela parte inferior direita em sentido anti-horário. Em seguida, começando novamente pelo meio desenhe o Símbolo do Infinito vertical, também só uma vez, iniciando pela parte superior direita em sentido anti-horário. Na sequência, começando pelo lado inferior em sentido anti-horário desenhe um triângulo equilátero (três lados iguais). Por último, começando de qualquer ponto desenhe uma

> *"Todas as pessoas que fizeram e fazem a diferença no mundo, cuidaram das minúcias. Se não dermos importância aos detalhes, também não teremos êxito nas grandes coisas."*
>
> Johnny De' Carli

circunferência no sentido horário, ou seja, diferente de três dos Símbolos do Karuna 1 em que são desenhados no sentido anti-horário. Na verdade, trata-se de uma esfera, pois todos os Símbolos do Karuna não são planos, são tridimensionais.

Uma vez mais, a minha recomendação pessoal, da forma que encontrei melhores resultados é desenhar o Gnosa em ambas as mãos e bater palmas três vezes na altura do chacra laríngeo repetindo verbal ou mentalmente seu *mantra*, também três vezes. Em seguida, traça-lo novamente em frente do seu corpo repetindo uma vez mais, verbal ou mentalmente, o seu *mantra* três vezes. Há outras formas de ativá-lo, que também funcionam.

Observações clarividentes informam que a Energia do Gnosa é emitida pelas mãos do terapeuta Karuna em feixes de luzes cintilantes, com maior predominância da cor azul-claro. Daí a explicação de sua forte ação terapêutica na região do quinto chacra *(vishuddha chakra)*.

A nível de problemas de saúde do corpo físico, com observações ao longo de anos da prática terapêutica percebemos sua ação positiva em problemas na garganta, glândula tireoide, amígdalas, laringe, cordas vocais, rouquidão, gagueira, esôfago, susceptibilidades a infecções virais e bacterianas (resfriados, amigdalites e faringites), dores musculares e de cabeça (nuca), problemas dentários (principalmente no maxilar inferior), endurecimento dos maxilares (bruxismo), congestão linfática e herpes labial.

"Os melhores tratamentos são os preventivos.
É sempre melhor prevenir do que depois querer corrigir."
Johnny De' Carli

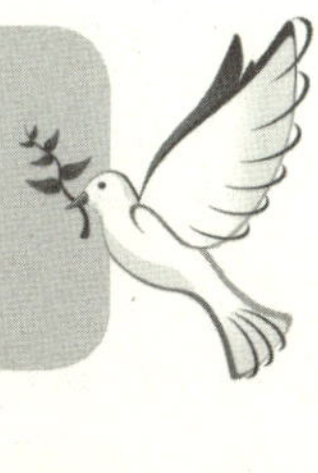

A nível de problemas emocionais trabalha o sentimento de fracasso na vida social, a apatia, o desespero, a limitação, o medo, a insegurança, a auto-reprovação e a submissão. Durante a cura com esse Símbolo também é comum haver o que chamamos de “transbordamento emocional”, ou seja, revivermos a mesma emoção do trauma armazenado.

O Gnosa faz forte ressonância com a vibração do número 8, que nos remete ao Símbolo do Infinito que, por sua vez, representa a inexistência de um começo ou fim, do nascimento ou da morte, aquilo que não tem limite, a ligação entre o físico e o espiritual, o Divino e o terreno. Por essa razão, gera uma forte conexão entre o Corpo Mental (eu inferior) com a Consciência (Eu Superior).

Ele atua no chacra laríngeo, que é o chacra da comunicação, da criatividade, do som e da vibração, da capacidade de receber e assimilar. É o chacra da comunicação externa e o começo da comunicação interna (clariaudiência) e autoexpressão. É o portão para a alta consciência e para a purificação, e é pelo trabalho desse chacra que podemos iniciar o caminho espiritual em consequência de nos colocarmos em comunicação com nossa Essência Superior.

É o centro psicológico da evolução da criatividade, responsabilidade, iniciativa e autodisciplina. Quando está aberto e harmonizado somos conscientes da responsabilidade de nosso desenvolvimento em todos os sentidos, desde nossas necessidades materiais até as espirituais. Passamos a saber

“O que é mais elevado não pode existir sem o que é menos elevado. Um não existe sem o outro.”

Johnny De' Carli

qual é nosso papel na sociedade, no trabalho e nos preocupamos em conseguir o máximo de satisfação possível.

O Gnosa auxilia no aprendizado de coisas físicas como, por exemplo, um esporte novo, uma arte marcial, uma dança, canto, um instrumento musical; e nos estudos em geral, auxiliando a nos prepararmos para provas e concursos. Por gerar mais clareza de pensamentos e ideias nos ajuda na comunicação e na criatividade, a falar, a escrever e a criar trazendo a inspiração para novas ideias.

O Gnosa é uma via de acesso direta com os Seres Iluminados, que podem nos conduzir de forma criativa às realizações. Ele pode ser usado em complemento ao Rama permitindo que a criatividade do Eu Superior se manifeste a nível material.

Nos trabalhos científicos nos guia para as melhores fontes de informação ajudando na compreensão. Para um escritor ou um cientista que precise desenvolver e escrever uma tese; um artesão; um orador; um cantor ou um atleta, por exemplo, pode ser utilizado desenhando-se os quatros Símbolos do Reiki Usui (para os Iniciados no Nível 3-A) e enviar por, aproximadamente, 10 minutos de Energia Reiki e, por último, envia-se o Gnosa colocando a(s) pessoa(s) numa esfera de luz (de preferência de cor azul-claro). Particularmente, nestes casos utilizo e recomendo a Técnica da Redução.

"Qualquer idade é boa para aprender.
Parar de estudar seria o mesmo que andar para trás."

Johnny De' Carli

6.1.2 – Símbolo Kriya

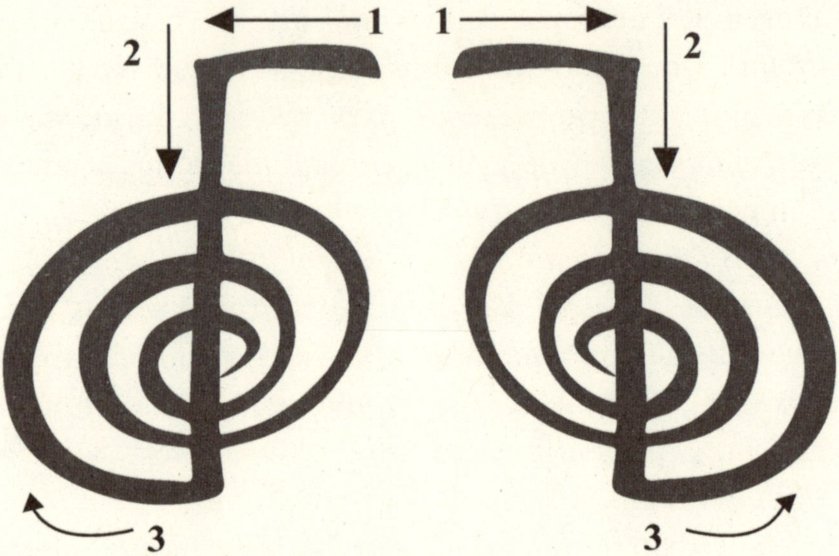

O Símbolo Kriya (fala-se CRÍ-Á) é um Choku Rei duplo. Conforme nos ensinou Albert Einstein, a energia se multiplica ao quadrado, ou seja, no Reiki Usui um único Choku Rei ao quadrado dá um, mas no Karuna 2 os dois Choku Rei elevam o fluxo da energia para quatro. O Choku Rei tradicional é desenhado no sentido anti-horário, porém, conheci mestres que o utilizam no sentido inverso com sucesso. O fator determinante, na verdade, é a intenção.

A utilidade do Kriya consiste em ampliar a capacidade, a força ou potência da energia usada com o Choku Rei simples.

> *"Todo ser visível tem livre acesso a uma Força Universal invisível."*
>
> Johnny De' Carli

É como se trocássemos uma lâmpada de 50 por outra de 200 watts. Esse aumento faz com que a Energia permaneça atuando por muitas horas a mais no receptor e no ambiente, mesmo após o término da aplicação. Ou seja, o Kriya aumenta o fluxo da Energia canalizada, logo, devemos usá-lo em qualquer ocasião (autoaplicação, atendimento de terceiros, envio à distância, "Técnica do Caderno", "Técnica da Caixa", "Mandala de Cristais", "Reiki no Planeta" etc.).

Assim como o Choku Reiki, o Kriya traz, agora de forma mais intensa, Luz para o local. É o "interruptor da Luz" que permite a conexão imediata com a Energia Primordial Cósmica. Assim como o Choku Rei liga-nos, também, ao magnetismo do Planeta e ao Elemento Terra. Daí a possibilidade de trabalharmos tratando nossos corpos mais densos. Ele atua equilibrando primordialmente os corpos físico e duplo etérico.

Para desenhá-lo faça um lado e, em seguida, o mesmo procedimento do outro lado de forma invertida; tanto faz por qual dos dois começar. Há a opção de desenhar ambos ao mesmo tempo, um com cada uma das mãos.

A minha recomendação pessoal, da forma que encontrei bons resultados é desenhar o Kriya em frente do seu corpo repetindo, verbal ou mentalmente, o seu *mantra* três vezes. Da mesma forma que o Rama, por ser uma Energia mais "densa", não percebi a necessidade de desenhá-lo nas duas mãos como recomendo nos outros Símbolos. Há outras formas de ativá-lo que também funcionam.

"Não é suficiente adquirir o conhecimento, é preciso colocá-lo em prática, para que se transforme em sabedoria."

Johnny De' Carli

A nível de problemas de saúde do corpo físico, com observações ao longo de anos da prática terapêutica, a exemplo do Rama, percebemos sua ação positiva em problemas nos rins (insuficiência renal), na coluna vertebral, nos ossos, nos dentes, no intestino grosso, no ânus, no reto, na próstata, na anemia (deficiência de ferro), no excesso de peso, na pressão baixa, na fadiga (energia física), na pouca tonicidade muscular, nos problemas de circulação, nos desequilíbrios de temperatura do corpo, em casos de leucemia e em dores físicas (para essas dores, contudo, o Rama se mostrou mais eficaz).

Kriya também faz forte ressonância com a vibração do número 7 (agora ao quadrado), que é o número da perfeição que integra o mundo; é o Símbolo da totalidade do Universo em transformação. Está ligado à introspecção, ao ocultismo, à pesquisa da espiritualidade, à reflexão que leva à sabedoria. A busca por aquilo que não se vê, a meditação, o descanso, a busca da paz interior. É o número que aproxima o homem de Deus. Por esse motivo, pode ser utilizado para realizações no mundo material e para curar toda a humanidade auxiliando as pessoas a trabalharem em unidade e em harmonia.

Para atingir objetivos no mundo material, por exemplo, pode-se fazer uso das "Técnicas de Transformação" aprendidas nos Níveis 2 e 3-A do Reiki Usui (a "Técnica do Caderno", a "Técnica da Caixa" e a "Mandala de Cristais"). Pode ser utilizado desenhando-se antes o Símbolo Dai Koo

> *"O Universo não está contido em coisa alguma, ele contém a si próprio."*
>
> Johnny De' Carli

Myo (para os Iniciados no Nível 3-A do Reiki Usui); em seguida, o Hon Sha Ze Sho Nen (cura à distância); o Sei He Ki (emoções) e, por último, o Kriya. Agindo assim, pode-se movimentar todas as pessoas e situações necessárias para atingir as metas desejadas.

A exemplo do Símbolo Rama, percebemos sua ação positiva em problemas emocionais, mas em especial problemas de tensão nervosa, raiva, impaciência, apego, materialismo, culpa, vergonha e tendências à agressividade (violência).

Observações clarividentes informam que a Energia do Kriya é emitida pelas mãos do terapeuta Karuna em feixes de luzes cintilantes, agora com maior predominância da cor vermelha e preta brilhante em espiral. Daí a explicação da sua forte ação terapêutica na região do primeiro chacra *(muladhara chakra)*. As cores desse chacra são o vermelho e o preto contribuindo, assim como o Rama, para que as pessoas confusas que vivem no "mundo da lua" estejam mais ancoradas, presentes, atentas e centradas. Para esse fim recomenda-se a sua utilização na região do primeiro chacra ou nos pés do receptor. Por esse ser o chacra da força e da vitalidade é ótimo quando nos sentimos muito esgotados e cansados, principalmente ao final de uma jornada de trabalho.

Geralmente, os Símbolos Kriya ou Rama são os últimos a serem utilizados num tratamento com o Método Karuna. Isso ocorre por ajudar a aterrar o receptor. Conforme já explicado, é comum, ao longo de uma sessão de Reiki e de

> *"O bom uso do que se conhece chama-se sabedoria."*
>
> Johnny De' Carli

Karuna haver um certo desdobramento espiritual ou projeção astral a fim de facilitar o processo de cura, portanto, Kriya ou Rama trazem a nossa consciência e o nosso espírito novamente para o corpo físico. Se isso não ocorre, caso o receptor tenha de dirigir um carro ou uma moto poderia se tornar perigoso.

Conforme já explicado no Karuna 1, não é raro vermos pessoas dotadas de grande inteligência, capacidade e conhecimentos técnicos que desenvolvem excelentes ideias criativas, mas por terem problemas no primeiro chacra acabam não as materializando ou executando-as, muitas vezes, por medo do fracasso. Kriya e/ou Rama criam uma importante conexão entre os chacras superiores e os inferiores tornado as pessoas mais prósperas, produtivas, perseverantes e determinadas manifestando os seus sonhos no mundo material.

Para gerar mais aterramento desenhe o Kriya, ou seja, um Choku Rei em cada lado começando os dois traços horizontais nos quadris e descendo os dois traços verticais um em cada uma das pernas, espiralando cada um em um dos pés. Desse modo, você ficará fortemente enraizado com a Terra, o que o ajudará a organizar a mente e a estabelecer prioridades para as ações que sejam prioritárias e factíveis, isso pelo fato de que o Kriya traz a energia de outros planos dimensionais para o mundo físico fazendo com que se concentre e focalize em um ponto físico como se fosse uma lente.

"O grande segredo, para fazer sempre muitas coisas bem feitas ao longo de sua vida, está em concentrar toda a sua energia em apenas uma delas por vez."

Johnny De' Carli

6.1.3 – Símbolo Iava

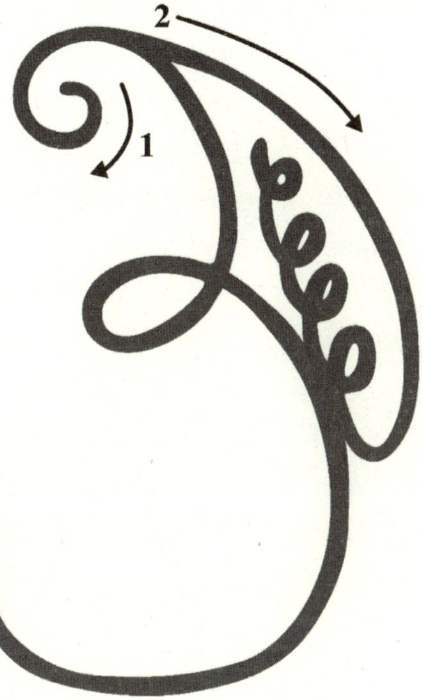

Para desenhar o Símbolo Iava (fala-se Í-Á-VÁ) comece, de cima para baixo, um grande "número 3". Em seguida, começando novamente de cima para baixo desenhe uma "capa". Na sequência, sem interrupção, começando pelo lado inferior em sentido horário e ascendente desenhe um espiral com quatro "curvas (gavinhas)".

Uma vez mais, a minha recomendação pessoal da forma que encontrei melhores resultados é desenhar o Iava

"Aprendas bem e ensinarás sem medo."
Johnny De' Carli

em ambas as mãos e bater palmas três vezes na altura do chacra do plexo solar repetindo verbal ou mentalmente seu *mantra*, também três vezes. Em seguida, traça-lo novamente em frente do seu corpo repetindo, uma vez mais, verbal ou mentalmente o seu *mantra* três vezes. Há outras formas de ativá-lo que também funcionam.

Observações clarividentes informam que a Energia do Iava é emitida pelas mãos do terapeuta Karuna em feixes de luzes cintilantes, com maior predominância da cor amarela (dourado como o Sol). Daí a explicação de sua forte ação terapêutica na região do terceiro chacra *(manipura chakra)*.

A nível de problemas de saúde do corpo físico, com observações ao longo de anos da prática terapêutica percebemos sua ação positiva em problemas no estômago, na musculatura abdominal, no fígado, na vesícula, no baço, no pâncreas e nas secreções gástricas desordenadas.

Percebemos também sua ação positiva em problemas emocionais, em especial em questões relacionadas ao egoísmo, à ansiedade, às preocupações, às indecisões, aos preconceitos, às desconfianças e às negligências.

Em especial, o egoísmo obstrui desequilibrando ou desarmonizando os chacras superiores e, consequentemente, atrapalha nosso processo evolutivo. A explicação é que a vontade e o poder representam para nós, na sociedade atual, uma chave do êxito, mas pode implicar que com o desejo do aumento de posses passemos a desrespeitar nossos

> *"A força capaz de ser emanada por nossas mãos não se explica, usa-se."*
>
> Johnny De' Carli

semelhantes, impondo-nos sobre os demais com o objetivo de obter o que nos interessa.

O terceiro chacra *(manipura chakra)* representa a personalidade e estão ali concentradas as qualidades da mente racional e pessoal, da vitalidade, da vontade de saber e aprender, da ação do poder, do desejo de viver, de comunicar e de participar. É por sua harmonia que vivemos com plenitude nossos atributos físicos e mentais, que nos movemos na sociedade com desenvoltura e harmonia. Se esse chacra estiver desarmonizado, o sentimento de inferioridade poderá ser alimentado e as capacidades mentais (tais como lógica e razão) poderão diminuir trazendo, como consequência, a confusão e o sentimento de insegurança.

O terceiro chacra é o ponto de ligação com outras pessoas. Muitos carregam nesse chacra acordos inconscientes, projeções e crenças negativas e limitantes de pessoas próximas, familiares, professores, formadores de opinião, religiosos, mentores etc. Isso no sentido de controlar como vivemos, de acordo com os seus interesses pessoais. Podem ser projeções ocorridas no momento presente, na infância ou no passado, como por exemplo: *"Lugar de mulher é na cozinha!!!"*; *"Só podia ser mulher!!!"* (no trânsito); *"Vá lavar roupas!!!"* etc.

Muitos delegam a sua "luz" e o seu "poder" a terceiros. O Símbolo Iava ajuda a perceber essa realidade, a nos libertarmos dessas crenças limitantes e das dependências

"As pessoas fariam muito mais coisas,
se acreditassem que muitas delas são possíveis."
Johnny De' Carli

de relacionamentos e de pessoas (codependência) que não sejam saudáveis. Muitas vezes, há acordos inconscientes e expectativas negativas sobre nós geradas por terceiros. Iava nos ajuda de forma que recuperemos a nossa própria "luz e poder", independentemente da vontade alheia. De forma recíproca nos ajuda a perceber, a respeitar e a retirar essas mesmas expectativas prejudiciais (talvez inconscientes) que lançamos sobre terceiros.

Estudos científicos revelam que uma conexão direta com a Natureza é essencial para a saúde física e emocional. Quando despertarmos para essa união com todas as outras espécies nos tornamos mais felizes. Na autoaplicação, o Iava faz essa reconexão e pode também ser utilizado, em conjunto com o Harth, na prática de envio de "Energia para o Planeta" para ajudar a curar todos os Reinos agredidos pelo homem (Reino Animal; Reino Plantae ou vegetal; Reino Fungi, dos fungos; Reino Protista, dos protozoários e o Reino Monera, das bactérias), equilibrando, assim, os quatro Elementos que compõem a Natureza: a Terra, a Água, o Fogo e o Ar.

"Equivoca-se quem busca Deus agredindo a Natureza.
Quem agride a Natureza, agride Deus."
Johnny De' Carli

6.1.4 – Símbolo Shanti

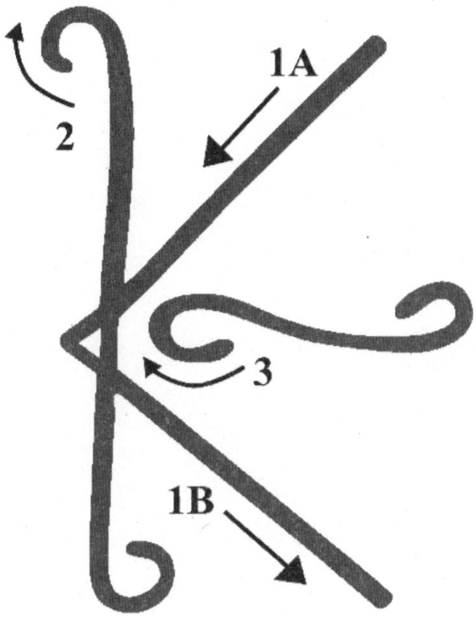

Para desenhar o Símbolo Shanti (fala-se CHÃM-TÍ), desenhe de cima para baixo a primeira reta inclinada do ângulo. Em seguida, virando 90° à direita desenhe a segunda reta. Na sequência, desenhe de cima para baixo a linha curva vertical. Finalize desenhando a linha curva horizontal, da esquerda para a direita.

Uma vez mais, a minha recomendação pessoal da forma que encontrei melhores resultados é desenhar o Shanti em ambas as mãos e bater palmas três vezes na altura do chacra frontal repetindo verbal ou mentalmente seu *mantra*,

"Devemos procurar o conhecimento constantemente, somos eternos aprendizes."
Johnny De' Carli

também três vezes. Em seguida, traça-lo novamente em frente do seu corpo repetindo, uma vez mais, verbal ou mentalmente o seu *mantra* três vezes. Há outras formas de ativá-lo que também funcionam.

Observações clarividentes informam que a Energia do Shanti é emitida pelas mãos do terapeuta Karuna em feixes de luzes cintilantes, com maior predominância da cor azul índigo (azul escuro ou anil). Daí a explicação de sua forte ação terapêutica na região do sexto chacra *(ajna chakra)*.

A nível de problemas de saúde do corpo físico, com observações ao longo de anos da prática terapêutica percebemos sua ação positiva em problemas na glândula pituitária ou hipófise (que dirige a função das demais glândulas), na glândula pineal, no sistema nervoso central, nos olhos (cegueira, catarata, glaucoma), nos ouvidos (surdez), no nariz (rinite), vícios de drogas, álcool e outras compulsões. Por agir diretamente na glândula pineal, estimula a produção do hormônio melatonina, que contribui na cura da insônia e melhora a qualidade do sono evitando, inclusive, a incidência dos pesadelos frequentes.

Percebemos também sua ação positiva em problemas emocionais, em especial em questões relacionadas aos medos, síndrome do pânico, à ganância, à arrogância, à tirania, à rigidez e à alienação. Por agir diretamente sobre os medos Shanti é o Símbolo que promove a paz. Como muitos sentem medos dos erros cometidos no passado e da

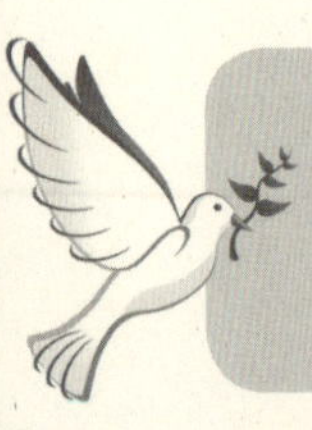

"A paz é o melhor remédio para todos os males."

Johnny De' Carli

possibilidade de virem a cometê-los novamente, gerando possíveis sofrimentos futuros, Shanti nos ajuda a focar a nossa energia no momento presente, a unidade produtiva de nossa vida.

O sexto chacra representa a intuição, a clarividência e a clariaudiência no campo da paranormalidade, o que nos permite entrar no mundo do aparentemente invisível mediante a percepção extrassensorial. Através dele emitimos, também, nossa energia mental. Como o Shanti age diretamente sobre esse chacra, estimula todos esses dons (intuição, clarividência e clariaudiência).

Se temos esse chacra bloqueado, além de ficarmos numa situação confusa em que os conceitos não têm uma correspondência com a realidade, obstruímos nossas ideias criativas e ficamos sem raciocínio lógico e sem capacidade de colocar em prática o que pensamos. O Shanti, principalmente se combinado com o Kriya (Karuna 2) ou com o Rama (Karuna 1), ajuda a direcionarmos nossa vida no sentido de materializarmos mais facilmente os nossos sonhos.

"A velocidade só faz sentido se você estiver na direção certa."

Johnny De' Carli

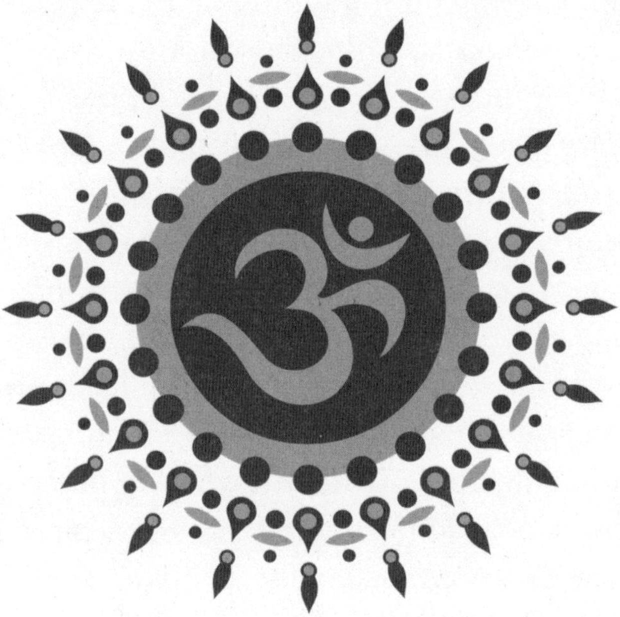

"Viver em plenitude é amar intensamente.
A intensidade do amor faz a qualidade da vida."
Johnny De' Carli

7

Como aplicar o Karuna

No tratamento, o terapeuta é imprescindível para a transferência da Energia Karuna. Um terapeuta Karuna pode ser comparado a um carteiro que, embora seja peça de menor importância na comunicação entre duas pessoas que se correspondem, pode comprometer o contato caso se recuse a cumprir o papel de entregar as mensagens ao destinatário.

A Energia usada nos Métodos Karuna e Reiki é uma só: vibra constantemente, move-se em ondas com velocidades diferentes e produz variados graus de densidade. O terapeuta a desacelera mudando sua oscilação ou vibração, pois dependendo da combinação dos Símbolos são produzidos efeitos específicos no mundo físico.

Não se esqueça de relaxar e descontrair bastante antes de qualquer atendimento. Procure tornar-se uno com a Energia Universal.

Recebo muitas mensagens perguntando se podemos aplicar Energia Karuna ou Reiki após a prática de sexo. Não há nada de indigno ou inferior no sexo, pois Deus criou o ser humano com esta natureza.

> *"Assim como é no Reiki, o Karuna é, antes de tudo, um ato consciente de intervenção terapêutica, no qual é essencial a presença do terapeuta, o veículo através do qual a Energia Universal é captada e apropriadamente transmutada (adensada) para ser usada pelo receptor."*
>
> Johnny De' Carli

Use roupas largas e confortáveis de qualquer cor, o importante é que estejam limpas e cômodas. O mestre Aoki, presidente do Instituto Reido-Reiki de Tóquio, a exemplo da Osho Commune International (Pune – Índia), usa roupas na cor preta durante as sessões dos Métodos Karuna e Reiki a fim de proteger energeticamente os chacras. Essa cor também é muito utilizada pela Maçonaria, por cardeais, bispos e padres católicos, maestros, pessoas enlutadas, juízes, promotores e desembargadores sempre visando a proteção energética.

Para evitar a impaciência, não trabalhe com fome ou sede. Quando estão trabalhando, os terapeutas Karuna desidratam-se numa velocidade maior porque se acentua a volatilização de fluidos orgânicos devido à perda de ectoplasma. Assim sendo, sentimos muita sede e acabamos ingerindo uma maior quantidade de água, que deve estar sempre disponível para o terapeuta e para os receptores. Estômago muito cheio exige muita energia para a digestão, o que poderá torna-lo sonolento e com a intuição reduzida. O ideal é alimentar-se pouco antes da aplicação para não prejudicar a intuição.

Consta no Memorial ao *Sensei* Mikao Usui, em Tóquio: *"... sua face (de Usui) estava sempre iluminada com um sorriso..."*. O sorriso é o cartão de visita de pessoas saudáveis, por isso receba a todos amistosamente e com um sorriso

"Cada pessoa é um terapeuta em potencial."
Johnny De' Carli

nos lábios. Entretanto, não procure mostrar o que você não é. Seja você mesmo.

O receptor deve permanecer completamente vestido durante a sessão de recebimento das Energias Karuna e Reiki. Contudo, quando estiver usando roupas pesadas como um blazer, terno ou casaco de couro, por exemplo, pergunte-lhe se é possível retirá-lo. Lembre-se, no entanto, de que a Energia penetra sem dificuldades através de qualquer roupa ou matéria, inclusive do gesso. A referência aqui visa somente a comodidade do receptor, assim sendo sugerimos que lhe solicite afrouxar roupas, gravatas, sutiãs e cintos se estiverem muito apertados. Recomenda-se também que retire sapatos, relógios, joias e enfeites.

Existem poucas regras a serem observadas na forma de ministrar uma sessão do Método Karuna. Não existe nada obrigatório, rígido ou inflexível e o terapeuta deve definir seu próprio caminho através da identificação com suas escolhas pessoais. Cada um acaba definindo suas próprias normas e aprendendo com a orientação interior. Entretanto, é inquestionável que todo terapeuta Karuna deve ter uma base firme e de fácil compreensão para evoluir. Isso é o Método Karuna: aprende-se uma parte com o professor, e outra na prática. Lembre-se de que a sabedoria da prática só se adquire na "escola da experiência", coisa que ninguém consegue de graça.

"Cada pessoa que você conhece deve ser saudada com um sorriso."

Johnny De' Carli

Muitas vezes, surge a questão sobre como se coloca o receptor durante a sessão. De pé é a posição mais desaconselhável porque cansa muito. Alguns terapeutas fazem-no sentar-se, permanecendo também sentados. Não há dúvida de que se o receptor deitar relaxará melhor e estará mais cômodo. A comodidade e o conforto de ambos são fundamentais.

O espaço reservado aos Métodos Karuna e Reiki precisa ser confortável, a não ser numa emergência quando as necessidades do receptor deverão vir em primeiro lugar. A escolha deve levar em conta o problema de quem recebe e aquilo que lhe seja mais adequado na ocasião. Use sua criatividade para idealizar um procedimento conveniente para cada sessão.

Se a pessoa estiver doente presa à cama, posicione-se de maneira que você possa alcançá-lo da melhor forma sem desconforto. Quando não for possível contar com instalações ideais utilize um sofá, uma cama ou mesmo uma mesa coberta com um colchonete ou cobertor. Alguns terapeutas Karuna preferem trabalhar no chão por se sentirem mais à vontade para andar ao redor durante a aplicação. O chão é desconfortável para o receptor, mas se for o único local disponível, principalmente numa emergência a título de primeiros socorros, use-o. No passado, as sessões eram conduzidas no chão sobre esteiras ou tatames de palha e os terapeutas ficavam de joelhos. Atualmente já não trabalham assim,

"Cada Reikiano deve definir seu Caminho no Reiki e no Karuna,
através da identificação de suas escolhas pessoais.
No Reiki e no Karuna, nada é obrigatório, rígido e inflexível."

Johnny De' Carli

pois utilizam macas e cadeiras. Se o uso do piso para aplicação for frequente, evite permitir sapatos no ambiente.

Alguns receptores sentem mais conforto com um travesseiro debaixo de suas pernas diminuindo incômodos na coluna, e outros o preferem sob a cabeça. Nesse caso, utilize fronhas descartáveis por questões higiênicas.

Certifique-se também de que telefones e celulares não poderão ser ouvidos. O ideal é mantê-los desligados durante as sessões. O som mais suave é o do silêncio ou o de uma boa música.

Nossas mãos entram em contato permanente com dezenas de objetos, telefone celular, pessoas doentes, animais, substâncias tóxicas, dinheiro, cigarro etc. Na hora da sessão de Karuna podem transformar-se em desagradável chuveiro de fluidos contaminados que são transmitidos ao receptor. Sabemos que o *Sensei* Usui e o Mestre Jesus eram muito asseados: suas mãos eram limpas. Não recomendamos uma profilaxia fanática e exagerada, mas não podemos concordar com terapeutas Karuna que trabalham com suas mãos sujas, gordurosas ou emanando odores fortes. Devemos sempre lavá-las antes de uma sessão de Karuna e de Reiki. O uso de um sabonete suavemente perfumado elimina o odor que pode desagradar o receptor. Depois de lavadas, caso estejam geladas evite a retirada de calor do corpo do receptor friccionando-as para que fiquem aquecidas.

"Saber que nos Métodos Reiki e Karuna, através de nossas mãos,
podemos ajudar o próximo é sempre motivo de grande felicidade.
Não há satisfação mais completa do que poder ser útil ao nosso semelhante."
Johnny De' Carli

O primeiro passo para uma sessão é não querer fazer tudo ao mesmo tempo. Tempo bem organizado é sinal seguro de uma mente bem organizada. Ele dura bastante para aqueles que sabem aproveitá-lo. Mesmo no Método Karuna não podemos chegar às grandes realizações se não conquistamos as pequenas. O ideal é aplicar as Energias Karuna após meditar *(Gassho)*, orar *(Reiji-Ho)* e aplicar pelo menos 5 minutos de Energia Reiki.

Sabemos hoje que o *Sensei* Usui quando desenhava os Símbolos do Reiki utilizava seu dedo indicador pela ligação existente com o Elemento Ar e, consequentemente, com o chacra cardíaco (do amor incondicional). Michelangelo retrata isso ao representar o momento da criação: ele pinta a imagem de Deus com a mão estendida em direção a Adão. A dádiva da vida acontece no sugerido toque físico dos dedos indicadores. A imagem está imortalizada no teto da bonita Capela Sistina, no Vaticano.

Você é um triplo formado por corpo, mente e espírito; é a Santíssima Trindade. Daí a necessidade de pronunciar o *mantra* dos Símbolos sempre três vezes também no Método Karuna. Quando o terapeuta desenha um Símbolo do Karuna o *mantra* respectivo não precisa ser obrigatoriamente pronunciado em voz alta, pode ser imaginado (pensado).

Todas as coisas do Planeta são profundamente afetadas pelos pensamentos das pessoas, que reagem entre si como verdadeiros prolongamentos vivos do emissor. O som vibra

> *"Nos Método Reiki e Karuna, se percebe que as mãos ajudam a dialogar com Deus."*
>
> Johnny De' Carli

no ar e o pensamento vibra no éter. O mundo invisível não é ilusório, é muito mais real que o mundo físico. O mundo astral é demasiadamente sutil e reage às emissões dos pensamentos. Quando pensamos em algo, objetos e seres, nossos pensamentos criam a forma daquilo em que pensamos. Projetamos uma forma de pensamento-cópia. Os pensamentos são criativos, são ímãs que atraem os efeitos para o emissor. Nada ocorre sem ter sido antes pensamento. O que nos torna imediatamente felizes é a alegria dos pensamentos.

As diferentes combinações dos Símbolos do Karuna geram uma Energia com ressonância específica que atua no corpo e na aura através do processo *similia similibus curantur*, lei da medicina homeopática que significa que semelhante cura semelhante.

As leis que governam o magnetismo do corpo humano são muito mais delicadas, avançadas e sensíveis do que as que regem a eletricidade. Existe uma polaridade que comanda seu funcionamento presente nos meridianos encontrados nos sentidos longitudinal, transversal e horizontal. Essa polaridade disciplina as correntes eletrobiológicas ou eletromagnéticas positivas *(yang)* e negativas *(yin)* que circulam através dos seres vivos.

Os pés, as mãos e os cabelos funcionam como uma ponte por onde escoa nosso fluido ectoplasmático, desde que os braços e as pernas não estejam cruzados, pois quando os cruzamos durante uma sessão dos Métodos Karuna e

"Toda vez que você tem um pensamento, esse emite uma energia."

Johnny De' Carli

Reiki isolamos ou fechamos o circuito e impedimos que a polarização eletromagnética das Energias circule para atingir e alimentar as regiões do corpo desvitalizadas. Pela falta dessa circulação reduz-se a absorção das Energias canalizadas pelo terapeuta Karuna. É muito importante, também, distribuir equitativamente a Energia vitalizante em ambos os hemisférios do corpo. Terapeuta, nunca cruze braços ou pernas durante uma sessão do Método Karuna e solicite o mesmo ao receptor.

No Oriente, com os dedos fazem-se os *mudras*, gestos especiais utilizados para manipular Energia Cósmica. No momento da aplicação da Energia Karuna a recomendação também é usar as mãos em concha com as pontas dos dedos unidas para fortalecer e não dispersar o fluxo de Energia. A posição dos dedos faz diferença. Mantenha-os levemente curvados como se estivesse bebendo água, sem tencioná-los, deixando-os flexíveis e relaxados.

O contato físico de suas mãos com o corpo do receptor não é obrigatório, mas é recomendável por gerar uma sensação de aconchego em quem recebe e também para descansar os braços de quem aplica. As mãos devem ser colocadas suavemente no corpo do receptor. Tenha um toque sutil, pois muita força ou a pressão excessiva causará desconforto.

Ao longo da sessão de Karuna adote o ritmo da Natureza: o seu segredo é a paciência. Nem todos têm a paciência necessária para aplicar a Energia Karuna, pois requer muita prática.

> *"Todo o Universo flui como a água; para senti-lo, não o retenha, simplesmente abra as suas mãos."*
>
> Johnny De' Carli

Procure trabalhar com calma, pois assim o receptor ficará mais tranquilo. Caso ele sinta a pressa, poderá fechar-se para a recepção da Energia.

Não se esforce se suas costas ou braços ficarem doloridos. Faça uma pausa e volte relaxado para continuar a sessão. Se começar a sentir dores nos braços ficará impaciente para que a sessão acabe logo, e a impaciência prejudica o fluir das Energias.

Para aplicar Energias Karuna e Reiki, da mesma forma que ninguém precisa conhecer anatomia não é condição essencial entender tudo sobre os chacras ou corpos sutis energéticos (aura), já que em nosso sistema energético a energia tende a se mover naturalmente em direção ao equilíbrio. Entretanto, uma coisa importante que o terapeuta Karuna não deve esquecer é que os chacras (cada um deles) estão ligados a camadas distintas da aura, sendo que cada uma nos toca de forma diferente.

As posições num tratamento básico com os Métodos Karuna e Reiki têm ações específicas. Se há tempo disponível, mesmo em pessoas saudáveis é sempre sábio fazer o tratamento básico completo, pois esse ativa o sistema imunológico, equilibra todo o corpo e gera um efeito profilático que capacita o organismo por si mesmo a eliminar os agentes patogênicos. Mesmo que o receptor chegue mencionando um sintoma ou problema localizado, em geral, todo o corpo está fora de equilíbrio. O tratamento completo reduzirá sua queixa.

> *"Equilibrando seus chacras você trará*
> *o seu corpo ao perfeito funcionamento."*
> Johnny De' Carli

Quando aplicado o Karuna e o Reiki regularmente possibilita que a pessoa enfrente os problemas e dificuldades sem estresse. Passamos a reagir apropriadamente em todos os níveis. Começamos a viver mais intensamente aproveitando cada experiência de forma mais apropriada. O ideal é sempre o tratamento completo.

É sempre preferível um tratamento mais abrangente em lugar do atendimento dirigido para o local a respeito do qual a pessoa reclama. Porém, na impossibilidade de aplicá-lo por inteiro faça o que estiver ao seu alcance. Pouca Energia Karuna e Reiki é melhor do que nada, já dissemos. Não há qualquer impedimento de fazermos um tempo menor de aplicação ou mesmo de não fazer todas as posições. Escolha algumas, siga sua intuição, sinta o campo de energia da outra pessoa e saberá o que é mais adequado a cada situação.

Devemos sempre lembrar que no Método Karuna tratamos a pessoa, e não a doença. Isto faz de cada receptor um ser único, pois as necessidades individuais são diferentes. Logo, cada pessoa atrai as Energias Karuna e Reiki em áreas distintas. Terapeutas mais sensíveis percebem com facilidade que a Energia flui mais em determinadas áreas que em outras. Sendo assim, nenhuma sessão é conduzida por mim uniformemente, e o mesmo ocorrerá com você.

No Método Karuna não há posições convencionais como existem hoje no Reiki Usui, conforme são ensinadas nos seminários no Ocidente. É necessário de *parjna* (sabedoria).

> *"Tudo que merece ser feito, merece ser bem feito.*
> *Nada louvável se obtém sem esforço."*
>
> Johnny De' Carli

Existe consenso de que o melhor é começar pela cabeça. Inicie a sessão pelos olhos, na primeira posição da cabeça (com o Símbolo Shanti do Karuna 2), aplicando um pouco de Reiki Usui antes, e prosseguindo pela frente. A seguir, o receptor deve se virar de barriga para baixo e ser tocado nas costas e, por último, nos pés (Símbolo Rama do Karuna 1 e/ou Kriya do Karuna 2).

Apesar de as posições das costas refletirem a posição correspondente da parte anterior do tronco, aplicar Energias Karuna e Reiki nessa região é muito importante porque os chacras (do segundo ao sexto) trabalham aos pares, com o vórtex anterior ligado ao posterior. Esse equilíbrio é muito importante, pois muitos têm tensões musculares nas costas por excesso de responsabilidade. Há pessoas que parecem carregar o mundo nas costas, o que causa muitas vezes dores crônicas.

Tenha cuidado ao posicionar as mãos na região do pescoço (Símbolo Gnosa do Karuna 2) e na área próxima às narinas para não prejudicar a respiração do receptor, o que pode gerar desconforto. Mantenha certa distância da pele (cerca de dois centímetros) e faça o mesmo ao tratar as partes íntimas. Não é minha intenção apresentar a maneira certa, melhor ou mais apropriada de um tratamento completo. Com o tempo, cada terapeuta Karuna acaba criando um repertório próprio de acordo com sua orientação interior.

> *"Todo Reikiano acaba definindo suas próprias normas, aprendendo com a orientação interior. Entretanto, é inquestionável que todo aluno deva ter uma base firme e de fácil compreensão para evoluir. Isso é o Reiki e o Karuna: aprende-se uma parte com o mestre e outra, na prática."*
>
> Johnny De' Carli

Em meus seminários, costumo comparar a aplicação à colocação de óleo de cozinha numa frigideira: você pode derramá-lo em qualquer ponto e o resultado será o mesmo, ou seja, o óleo se espalhará por toda a base da panela. Idêntico raciocínio pode-se usar nos Métodos Karuna e Reiki no que diz respeito ao local de imposição das mãos.

Não existe problema também se você cobre uma posição com a mão esquerda ou direita, uma vez que estamos trabalhando com Energias sem polaridade. Aplicando numa outra pessoa ou em si mesmo no autotratamento as posições são as mesmas.

Você poderá ser solicitado a ministrar o Karuna e o Reiki numa pessoa presa a uma cama de hospital, às vezes entubada, ou em pessoas com queimadura de terceiro grau ou feridas abertas (ocasiões em que o toque é desaconselhável pelo desconforto e risco de contaminação). O receptor pode estar impossibilitado de se virar na cama. Nesses casos, trate apenas a parte do corpo que você tem acesso e deixe de lado as outras posições. Lembre-se de que cada célula está intimamente ligada a todas as demais. Nosso corpo físico não pode ser separado em partes como se funcionassem independentemente das demais. Aqui entra a fantástica habilidade das Energias Reiki e Karuna (Símbolos Rama e Kriya) em se deslocarem de célula para célula possibilitando os efeitos de um tratamento completo com as mãos numa única posição.

"Faça sua parte, deixando, nas mãos de Deus, apenas aquilo que não é capaz de fazer."

Johnny De' Carli

Muitas vezes, segurando somente um pé ou uma das mãos num certo espaço de tempo o corpo inteiro se inundará com a Energia necessária para que a recuperação aconteça. Essa particularidade das Energias Karuna e Reiki torna-se importante quando temos de energizar alguém em local público, como em uma reunião. Aí, por exemplo, podemos colocar nossa mão no ombro do receptor e permitir que as Energias façam o resto. Procure conversar com as pessoas tocando-as no ombro e você perceberá isso.

Karuna e Reiki são forças inteligentes, e o sistema de energia do receptor a capta e transfere automaticamente para a área do corpo onde seja mais necessária, e não apenas onde as mãos estão pousadas. A Energia caminha inteligentemente para onde esteja sendo mais solicitada. Trabalhando num único ponto todo o sistema é beneficiado pelo fato de os chacras estarem interligados entre si. Entretanto, se tivermos que escolher uma posição somente, o ideal é posicionar as mãos onde o receptor reclama de dor ou desconforto.

Considerando que as Energias Karuna e Reiki se deslocam para onde são mais necessárias, a maioria dos terapeutas não perde tempo criando posições extras, a não ser que haja um bom motivo para isto. Por exemplo: uma pessoa informa estar com dores nos joelhos. Se você não aplicar um tempo extra na região, ela poderá sentir-se negligenciada mesmo que você tenha dito que a Energia se

"Se estivermos em dúvida ao aplicar as Energias Reiki e Karuna, confiemos em nossas mãos."
Johnny De' Carli

moveu automaticamente para lá. Posições extras dependerão dos sintomas físicos e do local onde você concentrará mais tempo e Energia (fratura, corte, lesão, dores, estiramentos, inflamações etc.).

Quando pousamos nossas mãos numa determinada posição as Energias Karuna e Reiki fluem, a princípio, devagar, depois o fluxo tende a aumentar até atingir seu pico máximo. Após um período variável vai diminuindo gradualmente ou cessa de todo, podendo também continuar num ritmo mais lento, sinal de que a área sob suas mãos absorveu a Energia suficiente.

Preste atenção ao fluxo da Energia: é possível "ouvir" as mãos ligarem e desligarem, reduzirem de intensidade de forma gradual ou súbita. O nível de atividade delas estará direta e proporcionalmente ligado ao grau de saúde e à natureza da lesão do receptor, se aguda ou crônica. Em geral, um problema agudo atrai um fluxo de Energia intenso, porém breve; já problemas crônicos causarão sensações em períodos relativamente maiores.

As experiências são várias durante a transferência da Energia. Nem sempre a sensação é de aquecimento nas mãos. Existem outras percepções comuns ao longo da sessão como formigamento, calor, pressão, pulsações lentas e rítmicas, choques elétricos, frio, sentir que as mãos estão cheias como se estivessem infladas, vibrando, coçando, sensação

"A experiência é o caminho mais seguro para se aprender algo."
Johnny De' Carli

de alfinetadas, dormência, tremedeira, magnetismo, ondas, fluxo suave ou outras manifestações diferentes podem acontecer. Elas são percebidas principalmente nas cavidades das mãos e nas pontas dos dedos, onde temos os chacras emissores. A Energia e as sensações não fluem sempre de maneira uniforme. É comum uma das mãos sentir mais que a outra. A principal explicação para este fato é a de que quando aplicamos Energia Karuna ou Reiki pode ocorrer um ligeiro deslocamento do corpo etérico para a esquerda, à altura do baço físico ou chacra do plexo solar alterando a sensibilidade dos dois lados do corpo.

Muitas percepções continuam sem uma compreensão satisfatória ou permanecem desconhecidas, outras podem ter um significado e indicar uma causa específica. Com o aumento de sua sensibilidade elas se tornarão familiares, habituais e significativas. Além de aprender a ouvir suas mãos, que falarão numa expressão própria, você aprenderá a ler o corpo que está tocando, a exemplo do deficiente visual que lê Braille.

Com o tempo, cada terapeuta Karuna acaba definindo e desenvolvendo intuitivamente sua própria metodologia de sentir e interpretar cada sensação. Tudo o que aprendemos nos livros acaba se tornando insignificante perante nossas experiências pessoais. Acredite em você, aprenda a sentir a Energia a seu próprio modo e a confiar no seu processo pessoal.

"Não existe sensibilidade como a do coração."

Johnny De' Carli

Não fique desencorajado se não experimenta qualquer sensação, pois nem sempre se sente alguma coisa ao realizar as primeiras aplicações logo após a Sintonização. Mas é só reservar um período diário para relaxar e a sua sensibilidade será ativada. Você pode, também, estar com a sensibilidade reduzida por estresse. Não são raros os casos de terapeutas Karuna recém-Iniciados que nada sentiam nas mãos, mas alcançavam ótimos resultados e os receptores sentiam muito calor, formigamento etc. Noutras ocasiões, os terapeutas relataram que suas mãos "pegavam fogo", mas os receptores nada sentiram.

A sensibilidade vem com o tempo e com o treino. Você ficará mais consciente à medida que for utilizando a técnica e as sensações começarão a ocorrer espontaneamente. Entretanto, isso de forma alguma quer dizer que sua aplicação de Energia Karuna ou Reiki se tornará mais eficaz, mas sim mais interessante pelo aumento da sua percepção. Toda sensação é um indicador que pode ajudar a identificar áreas que precisam de mais atenção.

Por serem a Energias Karuna e Reiki sempre puxadas por quem as recebe, se esse não deseja conscientemente ser ajudado, ou se não precisa da Energia por estar muito bem, não haverá fluxo nem sensações.

Permita que as belas Energias compassivas e confortadoras do Karuna e do Reiki jorrem de suas mãos sem a interferência da preocupação com o tempo. Em certos

"Não adianta querer apressar-se, tentar antecipar os fatos, tudo acontece no seu devido tempo. Mais importante do que a pressa é estar no caminho certo."

Johnny De' Carli

momentos, as mãos parecem emperrar em determinada posição específica como se estivessem grudadas. Nesses casos, você deverá mantê-las nessa região por um período maior, podendo chegar a meia hora no mesmo ponto, às vezes.

Você deve permanecer focado no local enquanto houver Energia fluindo na região porque, muitas vezes, é melhor mantê-las mais tempo numa área necessitada de atenção do que fazer uma sessão apressada. O fato de uma posição deixar de exigir Energia não quer dizer que outra também não exigirá.

Também no Método Karuna evite a aplicação mecânica, de olho no ponteiro do relógio. Siga o chamado das mãos, pois elas irão intuitivamente te guiar para as partes mais necessitadas, e pode ser um local que você nem tenha cogitado. Na Bíblia encontramos a seguinte citação, que fala sobre a intuição: "*Quando te desviares para a direita e quando te desviares para a esquerda, os teus ouvidos ouvirão atrás de ti uma palavra, dizendo: Este é o caminho, andai por ele*" (Isaias 30; 20-21). A verdade está dentro de si mesmo; não busque por ela em nenhum outro lugar. A mudança de posição é feita usando nossa percepção. Como orientação geral, qualquer que seja a sensação, na hora em que ocorre uma alteração ou diminuição daquilo que está sentindo é o momento ideal para mudarmos de posição.

Trabalhando com a Energias Karuna e Reiki o fazemos dentro da aura do receptor, motivo pelo qual devemos nos mover de forma lenta e suave, sem movimentos bruscos que

> *"Quando fazemos algo de bom sem pressa,*
> *colocamos mais atenção naquilo que realizamos."*
> Johnny De' Carli

poderão assustá-lo. Lembre-se de que há casos de pessoas que já passaram por situações de violência na vida e estarão trabalhando esses bloqueios durante a sessão. Ao mudar a posição das mãos é muito mais agradável para quem recebe que você retire primeiro uma e depois a outra, sem deslocá-las ao mesmo tempo. Dessa forma, quem está recebendo desfrutará de contato energético ininterrupto.

Quando oramos, nos dirigimos a Deus. Através da intuição, Deus se dirige a nós. A intuição é um poderoso instrumento que melhora a eficácia de uma sessão dos Métodos Reiki e Karuna e da qualidade de vida. Sabemos hoje que o *Sensei* Mikao Usui utilizava a Energia Reiki de forma flexível e intuitiva, assim também devemos proceder no Karuna. Segundo ele, devemos contar essencialmente com a intuição para orientar-nos e não com um conjunto de procedimentos, como estabeleceram Chujiro Hayashi e, posteriormente, Hawayo Takata quando propuseram as posições básicas ensinadas no Nível 1 do Método Reiki Usui.

Isto não quer dizer que um ou outro esteja errado. Não há certo ou errado nos Métodos Karuna e Reiki, pois esses conceitos, em geral, são produtos da nossa imaginação. Aos poucos, o terapeuta começa a aumentar sua intuição em todos os sentidos. Entretanto, antes que isso aconteça (esse despertar interior), uma alternativa é se ater a conceitos racionais permanecendo de três a cinco minutos em cada posição, conforme se aprende nos seminários dos

> *"Na oração você se dirige a Deus.*
> *Na intuição, Deus se dirige a você."*
> Johnny De' Carli

dois Métodos. Com o passar do tempo, essa orientação se tornará supérflua, mas isso poderá demandar um bom período até suas mãos começarem a ouvir e falar sobre as necessidades de seu receptor. A confiança em si mesmo é o segredo do êxito. É preciso confiar em seus dons, em suas habilidades. Elas foram dadas a você para serem usadas, portanto, use-as.

O primeiro passo para desenvolver a intuição é saber que todos a têm. Sua intuição sempre existiu, mas agora com as Energias Karuna e Reiki você deve prestar mais atenção a ela. Desenvolvê-la é como desenvolver os músculos: você precisa exercitá-la diariamente. Quanto mais segue sua intuição, mais ela se fortalece. Mesmo nos Métodos Karuna e Reiki as coisas são difíceis antes de se tornarem fáceis. Quanto mais praticamos, mais sentimos nossas mãos falando a respeito das necessidades energéticas do receptor.

Durante uma sessão de Karuna ou Reiki suas mãos são seus olhos e seus ouvidos. É a própria sabedoria dessas Energias que guiam o tratamento, sendo sempre atraídas para centros energéticos desarmoniosos nos quais, então, produzem seu efeito. Cabe ao terapeuta Karuna assistir a sessão passivamente. Tudo o que deve fazer é tornar-se disponível. O coração nunca é neutro. A energia vital é substancialmente mais inteligente que as nossas limitadas ideias sobre equilíbrio e saúde.

"A intuição é uma bondosa orientação. Confie na sua intuição e siga com ela, esta sempre o conduz ao crescimento e ao objetivo."

Johnny De' Carli

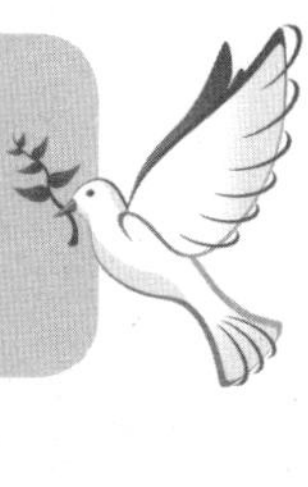

É muito difícil compreender o Infinito a partir de uma perspectiva finita. Siga sua intuição, harmonize-se com o campo de energia da outra pessoa e sentirá o que é mais adequado a cada situação. Procure abrir-se para a comunicação interior. Permita-se ser guiado pela intuição, onde não há a interferência da mente. Tornando viva sua voz interior, resultará em uma maior sensação de totalidade e fará com que durante a sessão você continue a vasculhar o corpo do receptor na tentativa de encontrar áreas problemáticas nas quais a energia esteja deficitária ou bloqueada.

Nesse sentido, durante a sessão você poderá sentir a necessidade de voltar a focar numa determinada área já tratada, canalizando mais Energia e é onde, em geral, o receptor reclama de dores ou estresse. Se ocorrer nova atividade energética é sinal de que voltou para o local certo.

Acontece, com muita frequência, de o terapeuta Karuna receber *insights* durante uma sessão do Método Karuna e do Reiki indicando as causas das desarmonias. Muitos terapeutas ficam excessivamente interessados em contar ao receptor o que captam psiquicamente. E isso pode ou não ser contado, dependendo da conveniência em fazê-lo. Embora quase todos os receptores gostem de saber o que está errado com eles, nem sempre é conveniente e apropriado fazê-lo, principalmente se aquele não estiver tendo os mesmos *insights*. Pergunte antes se há interesse em saber o que você está percebendo e, então, só quando obtiver permissão

> *"A intuição é o ouvido da consciência."*
>
> Johnny De' Carli

compartilhe o que está captando. Este compartilhar poderá, com certeza, aprofundar a consciência do receptor sobre o que está gerando seu desequilíbrio.

Esteja alerta, pois muitas vezes a pessoa pode estar em negação da situação ou não ter atentado para a mesma. No caso de falar sobre seus *insights*, deixe claro que não se trata de diagnóstico, mas de impressões. Quando falar algo cuide para que suas palavras sejam melhores do que o seu silêncio, pois a pessoa poderá ficar preocupada, confusa ou apreensiva. Todo terapeuta Karuna deve pensar duas vezes antes de falar. Quando se fala muito, geralmente se diz alguma coisa que não convém. Como afirma o provérbio popular "*em boca fechada não entra mosca*", é mais fácil arrepender-se de ter falado do que de ter silenciado. Temos dois ouvidos e apenas uma língua para ouvirmos mais e falarmos menos. Disse o mestre Aoki: "*O terapeuta que sabe não fala; o terapeuta que fala muito, geralmente não sabe*".

À medida que a saúde e a vitalidade aumentam, a duração da sessão diminui. Um corpo saudável não requer muita Energia. Um receptor que requeira mais de uma hora nas primeiras sessões solicitará cada vez menos tempo com o decorrer do tratamento, pois a energia negativa acumulada irá dispersando-se automaticamente. A Energia maior substitui a menor. No caso de crianças pequenas, o tempo pode ser reduzido. Aproximadamente vinte minutos diários de aplicação mantêm os níveis de saúde e bem-estar.

> *"Nunca me arrependo do que não disse."*
>
> Johnny De' Carli

Não há risco nenhum em se aplicar Reiki e Karuna em excesso. Podemos fazer a comparação com a vitamina C, essencial à nossa saúde: se a consumimos demasiadamente nossa sabedoria interior elimina o excedente e o corpo só absorve o que necessita.

Uma sessão de Karuna e Reiki é um momento mágico, uma experiência agradável e prazerosa. Em geral, o terapeuta se sente revigorado durante e após uma sessão. Essa sensação pode persistir até o final do dia, aguçando os sentidos e a percepção em diferentes níveis.

Não há dúvidas de que pelo menos 95% das pessoas que recebem as Energias Karuna e Reiki sentem algumas sensações físicas ou sutis, mas cada receptor as sente de uma maneira diferente. A sabedoria interior de cada um cria a experiência necessária. Cada sessão dos Métodos Karuna e Reiki é única; não existe uma cujas sensações se repitam. Até um mesmo receptor é, a cada vez, uma pessoa diferente pelo fato da ação da Energia ocorrer em diferentes níveis (físico, emocional, mental e espiritual). Como bem disse o parceiro do escritor Paulo Coelho, o cantor Raul Seixas: *"Somos uma metamorfose ambulante"*.

Na maioria das vezes, os receptores sentem bem-estar, paz, um leve formigamento e calor pelo corpo. Alguns sentem sede, outros a necessidade de adormecer por, pelo menos, meia hora devido à modificação metabólica provocada pelo relaxamento. Poderão sentir dor à medida que

"Durante uma sessão de Reiki e Karuna, ocorre uma interação entre duas pessoas, que se reúnem para criar experiências individuais para si mesmas, cabendo a uma o papel de facilitador do processo de cura e à outra, o papel de ser curada."

Johnny De' Carli

as Energias Karuna e Reiki penetram nas partes contraídas do corpo. Essas ocorrem quando as áreas tratadas estão entorpecidas ou adormecidas há algum tempo.

Explique-lhe que as sensações são normais, positivas e causadas pelo fluxo das Energias Karuna e Reiki. Essas dores não duram mais de 48 horas, sendo aconselhável recomendar o repouso.

Pelo fato de fluir Energia pelo corpo, sintomas como espasmos e puxões podem também ser observados. De um modo geral, sentem-se mais calmos e os olhos ficam mais brilhantes. Pessoas que têm uma grande carência de energia vital podem experimentar uma sensação interna de frio. Nesse caso, cubra-a com uma manta limpa.

Não é difícil escutarmos depoimentos de pessoas que percebem que deixam seu corpo físico durante a sessão. Uma indicação clara de quando isso ocorre é a impressão de que o tempo se acelera, passando mais depressa. Houveram receptores que atendi que relataram a nítida sensação de que outras mãos além das minhas os tocavam durante a sessão, em diferentes áreas do corpo que não toquei.

O receptor pode deparar-se com experiências inesperadas como visões de momentos de seu passado, cores, luzes, cintilações, símbolos, sons, aromas ou mesmo imagens de Mestres espirituais, que são os amparadores do terapeuta Karuna e que estão lá para ajudar no processo de recuperação.

"Devemos permitir que as pessoas a nossa volta tenham suas próprias experiências."
Johnny De' Carli

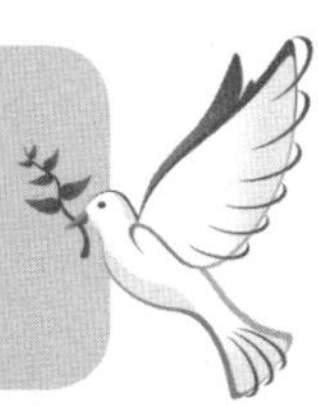

Alguns receptores entram em estado de bênção e êxtase. Outros, ao longo de uma sessão entram em regressão espontânea, principiam a ter experiências transtemporais mencionadas por alguns estudiosos do assunto como experiências de uma vida passada. Poderá lembrar-se de ter sido outra pessoa em outra era revivendo um trauma como, por exemplo, o de cativeiro, o que se manifesta como claustrofobia (medo de ambientes fechados) na vida de agora. A lembrança geralmente é trazida à consciência de modo natural e sem violência.

É comum, a cada sessão, o receptor voltar cada vez mais no tempo. A psicometria ensina que os fatos imantados na aura de pessoas e objetos ocorrem de modo inverso ou em sentido regressivo, assim percebemos que acontecimentos recentes se sobrepõem aos mais velhos. As Energias Karuna e Reiki transformam em conhecimento consciente e atual aquilo que está impregnado na memória etérica do indivíduo. Lembrar-se do passado é deter ou captar os fatos gravados na própria aura transformando os registros em imagens conhecidas pelo cérebro físico. Isto seria um tipo de exame autopsicométrico.

A utilidade de reexperimentar vidas passadas é, evidentemente, a de libertar problemas que agora não deixam a pessoa atingir seu potencial para completar seu propósito nesta existência e resolvê-los. Recomendo que cada momento seja bem aproveitado.

"Um bilionésimo de segundo pode ter a duração de uma vida em outro nível de percepção."

Johnny De' Carli

Aquilo que o receptor experimenta ao longo de uma sessão dos Métodos Karuna e Reiki não é um indicador preciso do que esteja realmente ocorrendo. Entre a percepção e a realidade pode haver uma considerável distância. No nosso cotidiano, quando muitas pessoas observam um mesmo incidente cada uma tem sua própria maneira de descrevê-lo, de acordo com suas convicções pessoais.

Receptores gripados, resfriados, com problemas respiratórios, enfisema, asma, bronquite ou pneumonia poderão tossir e espirrar muito durante a sessão como uma forma de o organismo expulsar o problema. Por isso, tenha sempre à mão uma caixa de lenços de papel descartáveis. É útil ter um balde por perto para que o receptor possa vomitar, se for preciso, e manter o banheiro em boas condições, pois ele poderá usá-lo.

Poucos receptores não sentem coisa alguma ao longo de uma sessão, apesar de terem recebido as revitalizantes Energias Karuna e Reiki. Isso se deve principalmente ao estresse. Dores crônicas e tensões musculares também desviam a percepção dessas sensações sutis fazendo com que o receptor não as perceba. Nesses casos, sua atenção estará desviada para outras sensações desagradáveis e muito mais fortes. Nós tornamos real aquilo em que prestamos atenção.

Mas independentemente de o receptor sentir ou não, a transferência ocorre e as Energias Karuna e Reiki sempre agem em quem a recebe. A eficiência de uma sessão não pode

> *"Entre a verdade e a percepção da realidade*
> *pode haver uma imensa distância."*
> Johnny De' Carli

ter como parâmetro o que as pessoas sentem ou deixam de sentir na hora da aplicação. Além disso, muitos alegam não sentir nada porque não sentiram o que esperavam.

O período em que o receptor fica na maca para a aplicação do Karuna e do Reiki não é apenas uma oportunidade de receber Energias e recuperar a saúde, é um convite para libertar qualquer bloqueio anterior de traumas emocionais reprimidos que vêm à tona para serem resolvidos. Pode dar-se um efeito catártico, uma descarga emocional de um conflito interno trazendo à tona seus conteúdos inconscientes. O receptor observará o trauma ou o reexperimentará plenamente como se estivesse passando por ele outra vez. Muitas vezes, o que se manifesta está na origem de problemas físicos do presente e, após o transbordamento emocional, a pessoa poderá se sentir melhor. Quando essas cenas são evocadas em estado de profundo relaxamento contribuem para que determinados sintomas desapareçam. Essas recordações são muito desagradáveis, mas são exatamente o que o receptor precisa para se libertar. Com a liberação, o corpo se torna livre para a recuperação. Esse tipo de libertação ocorre com mais frequência quando aplicamos as Energias Karuna e Reiki nos chacras cardíaco e laríngeo.

Estamos em busca permanente pela felicidade, evitando de toda forma o sofrimento. Nossa vida é feita de experiências, muitas vezes, doloridas, mas extremamente importantes.

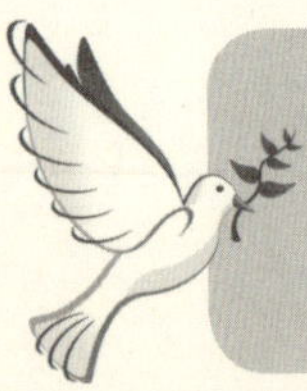

"Ao pedir Reiki e Karuna, a pessoa se abre interiormente e declara sua intenção de se libertar da causa de sua disfunção. Cabe a cada um querer melhorar."

Johnny De' Carli

Não raro, encontramos numa dor profunda a chave para o nosso despertar espiritual. A dor e o sofrimento purificam as pessoas. Quando assumimos o sofrimento, ele nos transforma num ser melhor. Cada crise nos traz a oportunidade de renascer.

Não tente resistir a ver o que vem à consciência para sua compreensão. Aquilo a que você resiste perdura. As coisas para as quais olha, aceita e observa desaparecem. Aquilo que você nega declara. Aquilo que você declara cria. A negação de alguma coisa é sua recriação, o próprio ato de negá-lo o faz existir. A aceitação de alguma coisa permite o controle sobre ela. O que é negado não pode ser controlado. O melhor caminho para se sair de uma dificuldade é através dela. A fuga de um obstáculo é um sinal de nosso despreparo.

O receptor poderá sentir necessidade de gritar ou chorar. Nesses casos, não se deve interromper a aplicação antes do término do processo. Caso ele precise gritar você pode aumentar o volume do som, de maneira a preservar a privacidade do atendimento. Muitas vezes, um travesseiro pode ser usado para ser apertado num momento de liberação. Durante o choro, quando os bloqueios emocionais começam a soltar-se o receptor pode tentar reter a respiração num esforço inconsciente para reprimir essas emoções. Você pode, então, pedir-lhe que execute algumas respirações profundas. Lágrimas e soluços representam que o receptor liberou velhas feridas.

> *"Lágrimas representam a manifestação silenciosa das emoções."*
>
> Johnny De' Carli

Caso ocorra, um transbordamento emocional deve ser encorajado e a melhor postura é simplesmente estar com o receptor, que estará expurgando esses bloqueios. Mantenha as mãos onde estiverem e espere até que as emoções tenham sido liberadas antes de fazer qualquer pergunta, pois conversar durante o processo pode ter um efeito inverso, inibindo a catarse e interrompendo o ato de experimentar e liberar as dores e traumas reprimidos. Se for interrompido, a reconexão com tais bloqueios poderá ficar mais difícil perdendo-se uma grande oportunidade de se libertar e se recuperar. Quanto mais a pessoa puder sentir e confrontar a própria dor, mais fácil se tornará sua recuperação.

Para muitos terapeutas, é difícil estar ao lado de alguém com fortes dores emocionais, pois essas acabam ativando bloqueios reprimidos e não resolvidos do próprio terapeuta. A tendência é a de que esse último use o próprio instinto para sabotar o processo, protegendo seu próprio trauma. Não é fácil lidarmos com a nossa própria dor. Por isso, antes de tratarmos outras pessoas é muito importante termos nossas questões pessoais resolvidas. Desse modo, faça muito autotratamento.

Muitos terapeutas podem querer confortar o cliente durante a catarse, querer abraçá-lo ou tocá-lo calorosamente, mas isso não é aconselhável na maioria dos casos. Não há dúvida de que é maravilhoso confortar e abraçar alguém, mas faça isso ao término da sessão, caso contrário, o efeito

> *"Se sentir vontade chore, as lágrimas são o fio terra do coração."*
>
> Johnny De' Carli

poderá ser negativo. Saiba que o que quer que aconteça é exatamente o que o receptor está precisando naquele momento para que as transformações necessárias ocorram. Permita que as Energias Karuna e Reiki façam o seu trabalho e permaneça como uma testemunha de apoio. Além disso, perceba o que a situação pode lhe ensinar. Muitas vezes, o terapeuta sábio age pelo não agir e ensina sem falar.

Experiência não é o que aconteceu com você, mas o que você fez com o que lhe acontecesse. Mais uma vez, é necessário dar atenção especial à intuição. Confie na sua capacidade de discernir e saberá como resolver até mesmo as questões mais difíceis.

Muitos receptores querem receber uma sessão dos Métodos Karuna e Reiki da mesma maneira que recebem uma sessão de massagem, ou seja, passivamente, esperando que o terapeuta faça todo o trabalho sozinho. Isso não é bom.

Conta um ensinamento budista que um mestre encarregou seu discípulo de cuidar do campo de arroz. No primeiro ano, o discípulo vigiava para que nunca faltasse a água necessária. O arroz cresceu forte e a colheita foi boa. No segundo ano, teve a ideia de acrescentar um pouco de fertilizante. O arroz cresceu rápido, e a colheita foi maior. No terceiro ano, colocou mais fertilizante. A colheita foi maior ainda, mas o arroz nasceu pequeno e sem brilho. Então o mestre advertiu-o: "*Se continuar aumentando a quantidade de adubo, não terá nada de valor no ano que vem*".

> *"Transforme toda situação desagradável em uma experiência agradável de aprendizado."*
>
> Johnny De' Carli

Você fortalece alguém quando ajuda um pouco, mas o enfraquece e pode até estragá-lo se ajuda muito. A atitude de receber as Energias Karuna e Reiki passivamente não permite a autorização máxima, o abrir de portas internas a fim de liberar bloqueios que nem mesmo a pessoa sabia que existiam. A melhor postura, para o receptor, é a de participação ativa. Quanto maior a responsabilidade ativa assumida por uma pessoa em seu processo de restabelecimento, mais rápido e fácil será.

Na realidade, qualquer cura é autocura, daí a importância dessa participação ativa. Estimule a pessoa nessa participação e a assumir tanta responsabilidade quanto possível durante as sessões. Ao coloca-la frente a frente com suas doenças, dores e desafios esses, quando confrontados, encarados e tratados normalmente se recuperam mais rapidamente.

É preciso enfrentar os medos, não fugir deles. Se você não encorajar o receptor ativamente em todo o quadro de seu próprio processo de recuperação está negando a oportunidade valiosa de uma possível mudança de vida ou de comportamentos que resgatarão sua saúde plena.

A participação ativa inclui perguntar. Os líderes espirituais de diversas culturas não ensinam dando respostas, mas fazendo perguntas. Fazer perguntas durante a sessão é uma das ferramentas mais poderosas que um terapeuta Karuna pode empregar. Poderá ampliar imensamente os resultados da sessão. Perguntas a respeito do que o receptor

"Somente aquilo que você enfrentar poderá ser solucionado."

Johnny De' Carli

está experimentando contribuem para colocá-lo diante de suas emoções reprimidas.

Você o fará dirigir a Energia confortadora com sua voz e seu pensamento. A conversa tem de ser tranquila, com tom suave e gentil. Dessa forma, a chance de se abrir para uma conscientização dos bloqueios profundos e reprimidos é maior. Faça perguntas como: "*O que você está sentindo?*", "*O que você está vendo?*", "*Você acha que uma mudança nos hábitos alimentares o ajudará a sentir-se melhor?*", "*Será que praticar esportes o ajudará a sentir-se bem?*", "*Você acha que mais lazer ou descanso ajudará?*", "*O que você mudaria na sua vida para sentir-se melhor?*" *etc.*

Encoraje a pessoa a achar suas próprias respostas. O terapeuta Karuna deve estar presente para auxiliá-la e ajudá-la a se abrir e permitir que a recuperação aconteça, pois se não estiver aberta para resgatar sua saúde, dificilmente isto vai acontecer. A tendência será o sintoma voltar alguns dias depois. Sabemos que uma lição será repetida até que seja aprendida.

De acordo com um dos Cinco Princípios do Reiki, a gratidão, também após o tratamento com o Método Karuna é aconselhável agradecer a Deus numa prece pela oportunidade de ter trabalhado como canal de Energia Divina. Dependendo da ocasião, você poderá pedir ao receptor que também agradeça a Deus. A gratidão é a memória do coração.

> *"Você encontra as respostas que precisa dentro de si."*
>
> Johnny De' Carli

No final da sessão, alguns receptores podem ter a sensação de estarem acabando de acordar depois de uma noite longa de sono. Muitos sentem que estão diferentes, principalmente pela observação da redução da tensão muscular, alteração de batimentos cardíacos, altura da voz mais baixa em vários decibéis e pela alteração do ritmo da respiração, que se torna mais lenta e profunda. O relaxamento é a sensação posterior mais gratificante.

Observa-se a diminuição de dores, os receptores ficam mais cooperativos, podendo vir a dormir por períodos mais longos do que o normal e acordar muito descansados. As Energias Karuna e Reiki agem através do sistema nervoso autônomo diminuindo a pressão sanguínea. Podem ficar com a pele corada (pigmentação rosada), principalmente na face devido ao aumento da circulação e dilatação do sistema vascular periférico. Mãos e pés se aquecem. Existem casos de receptores vivenciarem mudanças imediatas e duradouras. Mas podem se passar dias para que conscientemente se deem conta da extensão das melhoras e das mudanças que ocorreram, inclusive nos relacionamentos e interações com a sociedade no dia a dia.

Após a sessão, sempre é recomendável a troca de impressões entre o receptor e o terapeuta Karuna para que esse possa confiar mais em suas sensações. Procure deixá-lo à vontade e mostrar-lhe que essas experiências são perfeitamente naturais e normais. Isto, é claro, se ele

> *"Na prática dos Métodos Reiki e Karuna, saber ouvir é importante. Muitos precisam de um ouvinte solidário, para que possam externar seus problemas e dificuldades."*
>
> Johnny De' Carli

quiser falar sobre sua experiência, pois pode acontecer de, muitas vezes, a pessoa não querer falar. Não force, e não é necessário fazer investigações profundas das causas se a própria pessoa as desconhece.

Um grama de exemplos vale mais que uma tonelada de conselhos. Nunca dê conselho a quem não pediu. O conselho raramente é bem recebido e quem mais necessita dele é quem menos o aprecia.

Dizer ao receptor o que você acha que ele deveria fazer seria impor suas próprias ideias, valores e julgamentos sobre a individualidade do receptor.

Certa vez, em uma faculdade de medicina um professor propôs à classe a seguinte situação: "*Baseados nas circunstâncias que vou enumerar, que conselho dariam vocês a certa senhora, grávida do quinto filho? O marido sofre de sífilis e ela de tuberculose; seu primeiro filho nasceu cego; o segundo morreu; o terceiro nasceu surdo; o quarto é tuberculoso; e ela está pensando seriamente em abortar a quinta gravidez. Que caminho a aconselharia a tomar?* A maioria dos alunos concordou que o aborto seria a melhor alternativa. O professor, então, disse aos alunos: "*Aos que disseram sim à ideia do aborto, saibam que acabaram de matar o grande compositor Ludwig Van Beethoven*".

Procure também ficar isento em relação a críticas ou julgamentos referentes a respostas às suas perguntas. O silêncio é, muitas vezes, a melhor resposta.

> *"Evite aconselhar alguém que não tenha pedido o seu conselho, a não ser que perceba que haja risco de morte."*
> Johnny De' Carli

Conta uma velha história budista que um jovem perguntou a um sábio ancião cego: "*Como você faz para ver as coisas?*"; O monge respondeu: "*Por ser cego desenvolvi os outros sentidos*". O menino perguntou: "O *que você escuta neste momento?*"; o sábio apurou os ouvidos e em alguns segundos respondeu: "*Estou ouvindo o barulho de uma carroça vazia*". O menino questionou: "*Como pode saber se a carroça está vazia, se não a vê?*". O monge respondeu: "*É muito fácil saber se uma carroça está vazia, por causa do barulho*"; "*Quanto mais vazia a carroça, maior é o barulho que faz*". Assim também são as pessoas: quanto mais vazias, maior é o barulho que fazem.

Como as Energias Karuna e Reiki não precisam de interpretações, rótulos ou definições para agirem, às vezes o melhor é ficar em silêncio e permitir que a recuperação siga seu próprio caminho. Terapeuta Karuna, fale o suficiente (pouco).

Alguns terapeutas conseguem ver espontaneamente a vida passada de um receptor ao aplicá-lo as Energias Karuna ou Reiki. Essas informações podem ser utilizadas de forma terapêutica. Fico à vontade para tocar num assunto tão polêmico, pois o *Sensei* Mikao Usui era budista, Sathya Sai Baba era hinduísta; e o Budismo e o Hinduísmo são religiões reencarnacionistas.

Familiares e acompanhantes dos receptores podem, na condição de espectadores, vivenciarem uma variedade de experiências. Observam, em geral, uma mudança na

> *"Na prática dos Métodos Reiki e Karuna, fale pouco, seu comportamento revelará melhor quem você é do que suas palavras."*
>
> Johnny De' Carli

temperatura do ambiente e na atmosfera após o início da sessão. Alguns enxergam cores em volta do receptor, outros dormem profundamente ou se emocionam.

Mesmo que ache que não absorveu nada, depois de realizar uma aplicação de Energias Karuna e Reiki lave suas mãos. Algumas pessoas que não procedem assim acabam assimilando em seu sistema energético energias nocivas, ficando posteriormente mais difícil livrar-se delas.

Uma boa recomendação é a utilização de um anel atlante para proteção. Da mesma forma que um para-raios consegue atrair uma poderosa descarga elétrica, a ciência radiônica comprova que um anel atlante, moldado conforme a especificação original do exemplar achado no Egito, pode gerar grande proteção ao terapeuta Karuna por atrair e transmutar muitos tipos de energias nocivas. Para adquirir ou saber mais, você pode entrar em contato com o Instituto Brasileiro de Pesquisas e Difusão do Reiki utilizando o nosso e-mail ritadecarli@gmail.com ou pelos telefones (11) 99619-2769 (WhatsApp), (11) 3062-9647 (fixo de São Paulo) ou (21) 2256-8267 (fixo do Rio de Janeiro).

É comum vermos no interior das cidades benzedeiras com deformações (artrites) nas articulações dos dedos. Se por algum motivo você não dispuser de água, obtenha quase o mesmo efeito de limpeza energética expondo as mãos na chama de uma vela por alguns instantes, imaginando a queima das energias que não lhe pertencem. Outra alternativa

> *"A melhor proteção é a prudência, não se expor ao perigo."*
>
> Johnny De' Carli

simples, porém, menos eficaz é esfregar e assoprar as mãos três vezes ou sacudi-las com força e vigorosamente para remover a energia estagnada, como se estivesse secando-as.

Após um dia de trabalho com os Métodos Karuna e Reiki ou outra atividade, ou quando for repousar, tome sempre um banho. O banho por si só é um ritual, um momento sagrado para cada um de nós, no qual limpamos corpo e alma. Sem dúvida, este hábito o ajudará a sentir-se mais leve. Procure recolher-se após o banho, pois nossa aura precisa de um tempo para se agregar.

Algumas vezes, para limpar o corpo sutil é preciso um pouco mais que um simples banho. No Japão, no meio terapêutico é comum a prática do banho *ofurô*. Quando você não se sentir bem, com dores pelo corpo, sensação de peso ou sufocamento procure banhar-se com sal grosso. Em uma vasilha com água quente acrescente três punhados de sal grosso. Ao final de um banho normal, jogue a mistura do pescoço para baixo em oração pedindo por sua limpeza. Em casos de uma dor localizada muito forte, pode esfregar um punhado de sal no local fazendo simultaneamente uma prece. O cloro da composição (NaCl) neutraliza os íons de hidrogênio (H+), causadores da dor.

Lembremos que sempre que retemos alguma energia negativa em nossa aura é porque ela encontrou alguma ressonância. Semelhante atrai semelhante. Observe mais os Cinco Princípios do Reiki.

"A força da mente é ilimitada, mas o corpo físico é por demais limitado. Seja justo e amoroso com seu corpo. É indispensável dar ao organismo o tempo necessário para refazer as energias no descanso, bem como os devidos cuidados preventivos, senão, entrará em colapso."

Johnny De' Carli

Há circunstâncias em que a aplicação das Energias Karuna e Reiki deve ser evitadas, por exemplo: quando a pessoa está sob efeito de anestesia. A explicação é a de que as substâncias anestésicas são ricas em venenos psíquicos que saturam o corpo etérico. Numa reação defensiva, esse corpo se afasta compulsoriamente do físico a fim de não derramar tais toxinas psíquicas na válvula de escape, que é o corpo físico, produzindo nas pessoas uma redução na temperatura e na vitalidade orgânica. O processo anestésico é um coma induzido. O corpo físico fica com reduzida cota de *prana* para nutrir-se. Fenômeno semelhante ocorre durante o transe mediúnico, a projeção astral noturna, a hipnose e o estado de catalepsia. Quando aplicamos Energias Karuna e Reiki em pessoas anestesiadas trazemos de volta o corpo etérico, tirando a pessoa do processo.

A mestre de Reiki Maria de Lourdes Gomes Scarpi, de São Paulo – SP, falecida em 2020, aplicou Energia Reiki no tornozelo fraturado de sua filha e a anestesia local literalmente não pegou. A Reikiana Tânia Mumic Braghini *(taniamumic@bol.com.br)*, de Nível 3-A, da cidade de Resende – RJ, fisioterapeuta atuante deu um depoimento por escrito no qual relata ter recebido Energia Reiki durante uma cirurgia em sua mão e conta que o efeito da anestesia desapareceu cinco minutos após o início da operação. No Ocidente prega-se o contrário, mas ocorre como no dito popular: *"quando todos estão errados, todos estão certos"*.

"Sempre devemos esperar o momento mais adequado para agir."

Johnny De' Carli

Os japoneses pregam também que não se deve aplicar Energia Reiki durante ataques epilépticos, pois o corpo etérico fica tão saturado de venenos psíquicos provenientes dos corpos superiores que abandona ou é afastado súbita e violentamente pelo lado esquerdo do corpo, à altura do baço, seguindo para o solo e permanecendo à deriva a fim de escoar estes fluidos perniciosos no meio ambiente fora do corpo físico. Este ataque, na verdade, é uma defesa de emergência que não deve ser interrompido com a Energia Reiki. A única técnica recomendada nestes casos é a *Koki-Ho* (sopro).

Terapeuta, se você pretende trabalhar profissionalmente com os Métodos Karuna e Reiki aprenda que no mundo dos negócios todos são pagos com duas moedas: dinheiro e experiência. Nesse mundo agarre a experiência primeiro, o dinheiro virá depois como consequência de um trabalho de amor.

> *"Pense duas vezes antes de resolver não cobrar pelo seu trabalho, mesmo que seja algo simbólico. As pessoas geralmente não dão valor àquilo que não é pago."*
>
> Johnny De' Carli

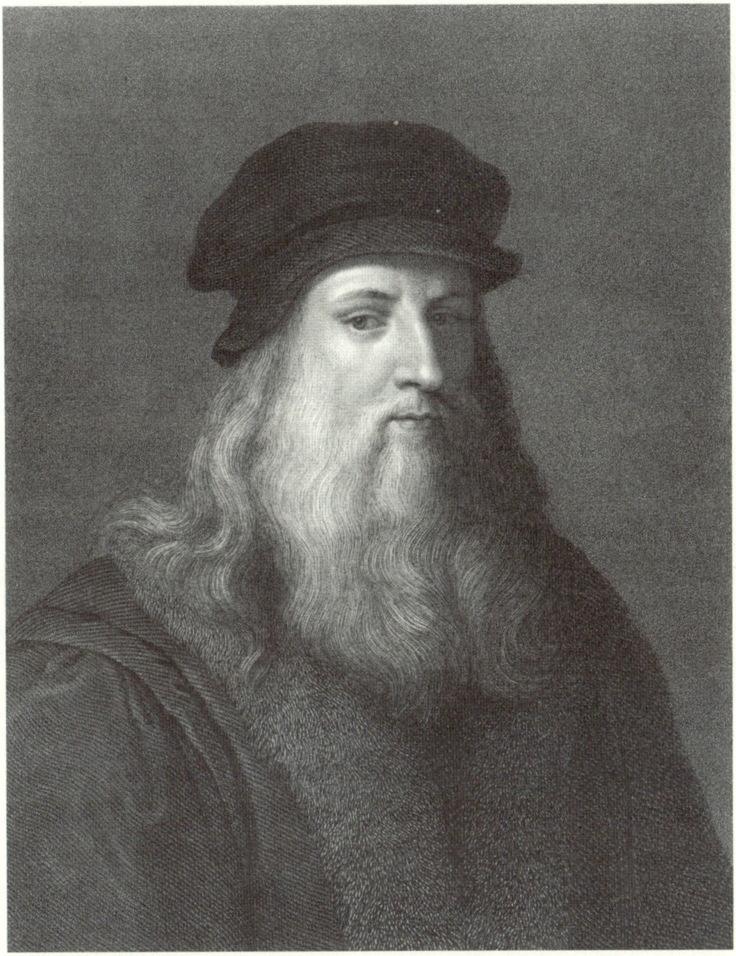

"A experiência nunca falha, apenas as nossas opiniões falham ao esperar da experiência aquilo que ela não é capaz de oferecer."

Leonardo da Vinci

(15/04/1452 a 02/05/1519)

"O excesso de expectativa é o caminho mais curto para a frustração. Quando criamos expectativas, tudo que vem parece ser pior do que o esperado. A expectativa geralmente gera desapontamento."

Johnny De' Carli

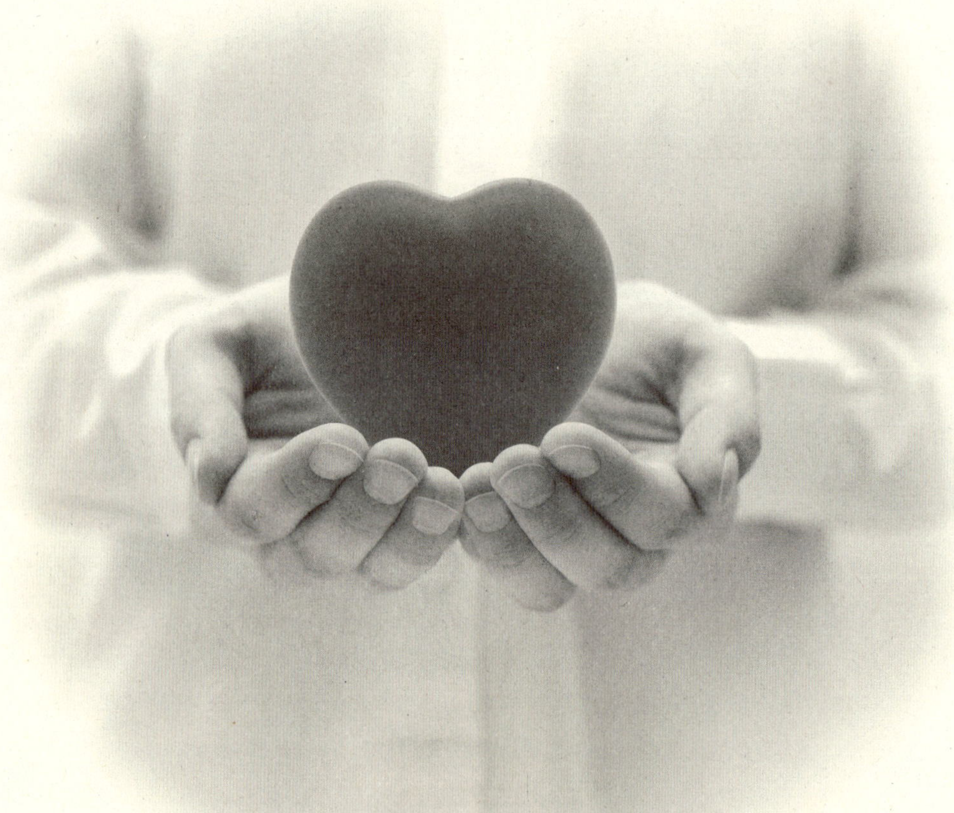

"Use com sabedoria seus dons."

Johnny De' Carli

8

Karuna à distância

A exemplo do Reiki, a aplicação de Energia Karuna à distância é de grande valia quando o contato direto for doloroso (no caso de uma queimadura, por exemplo), ou quando existe o risco de infecção para o receptor ou o contágio para o terapeuta Karuna, como ocorrido na pandemia de Covid-19, principalmente nos anos de 2020, 2021 e 2022.

Enviar a Energia para uma pessoa que está no mesmo ambiente, porém do outro lado da sala já é considerada uma aplicação à distância por estarmos fora do campo áurico do receptor. Podemos usar este tipo de tratamento para enviar Energia a certas áreas de nosso próprio corpo que são de difícil acesso como a coluna, por exemplo: é só visualizá-la entre nossas mãos.

Existem mestres que pregam que podemos mandar Energia Karuna à distância para quem quisermos alegando ser, a exemplo do Reiki, uma Energia de amor e que não precisamos de autorização para amar alguém. Particularmente, não discordo dessa tese, porém observei intensas contaminações energéticas no campo áurico de terapeutas Karuna que assim o fizeram.

"A experiência nos ensina que nem tudo que é inacreditável é falso."
Johnny De' Carli

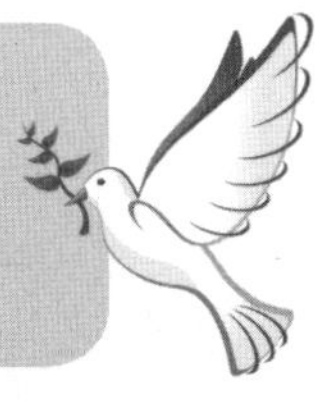

No envio de Energia à distância cria-se um elo com a pessoa a quem se faz a aplicação. Ocorre uma conexão ou alinhamento em todos os níveis, inclusive os superiores. Assim, é sempre indicado obter a permissão e o consentimento da pessoa para quem você pretende enviar Reiki ou Karuna, mesmo quando temos uma vinculação maior com a pessoa a ser tratada, como, por exemplo, parentes próximos ou amigos íntimos.

Além disso, enviar as Energias Karuna e Reiki à distância não solicitada também é uma invasão de privacidade. Devemos respeitar a vontade alheia e o livre-arbítrio da pessoa receptora. Impor a alguém uma recuperação não desejada é totalmente contrário à ética terapêutica. A pessoa tem o direito de manter o seu mal-estar, se assim o preferir.

Contudo, o pedido de autorização em alguns casos pode ser feito mentalmente pela conexão com o Eu Superior da pessoa que irá receber a Energia. Agindo assim, podemos usar a Energia Karuna à distância para ajudar as pessoas em coma, desacordadas, que aparecerem na televisão, rádio ou jornais, que tenham se envolvido em acidentes ou que por outro motivo necessitem de auxílio.

Em alguns casos, é importante combinar a hora mais adequada para a energização. Algumas pessoas costumam ficar sonolentas e até dormir, terem certa perda de reflexos e coordenação motora, sentirem calor, calafrios e pressão na cabeça, tudo isto momentaneamente. Dependendo da

> *"O livre-arbítrio de outra pessoa sempre deve ser respeitado."*
>
> Johnny De' Carli

atividade que a pessoa estiver exercendo naquele instante esses fatores poderão apresentar riscos, como no caso de estar dirigindo um carro, pilotando um avião ou mesmo se for um médico cirurgião atuando.

Um grupo de terapeutas Karuna irradiando Energia ao mesmo tempo faz com que a Energia se eleve ao quadrado. Por exemplo: cinco pessoas irradiando simultaneamente equivalem a 25 pessoas trabalhando individualmente, logo, procurem participar de grupos de trabalho que os resultados serão melhores.

Podemos relatar a experiência de termos enviado Energia Reiki e Karuna à distância para pessoas que estavam passando pelo processo de desencarne. Constatamos que qualquer situação não ou mal resolvida entre nós e essa pessoa se soluciona ou se abranda.

Qualquer que seja a técnica de envio de Karuna à distância aplicada, o ideal é procurar um ambiente tranquilo onde ninguém possa nos interromper. Feche a porta, desconecte o telefone, atenue a luz. Uma boa opção é acender uma vela (Elemento Fogo) para se ter claridade suave. Devemos sentar confortavelmente, com pernas e braços descruzados.

Caso você não conheça pessoalmente a pessoa para quem está direcionando a Energia tenha o cuidado de utilizar uma foto com o nome completo da mesma, ou o nome completo e o endereço. Mesmo que o receptor não se encontre em seu endereço naquele instante lembre-se de que

"As pessoas quando unidas se fortalecem."

Johnny De' Carli

trabalhamos fora do tempo presente, logo, a exemplo do Reiki, esse receberá a Energia Karuna no ontem ou amanhã.

Recordemos que o Hon Sha Ze Sho Nen é o Símbolo que possibilita o envio de Energia Reiki através do espaço e do tempo. Portanto, também deve ser usado em todo tratamento à distância de Karuna. E, conforme já dissemos, os Símbolos são sempre traçados ou imaginados nas mãos (os do Karuna) e no ar e na ordem inversa, ou seja, primeiro o Hon Sha Ze Sho Nen, seguido do Símbolo do Karuna selecionado pelo terapeuta. Para cada um repetimos o *mantra* correspondente três vezes.

A exemplo do Reiki, no Método Karuna também existem muitas maneiras de tratamento à distância. Quatro técnicas são mais conhecidas: "Técnica da Redução"; "Técnica do Substituto"; "Técnica da Foto"; e "Técnica do Joelho".

"Não tente realizar, realize."

Johnny De' Carli

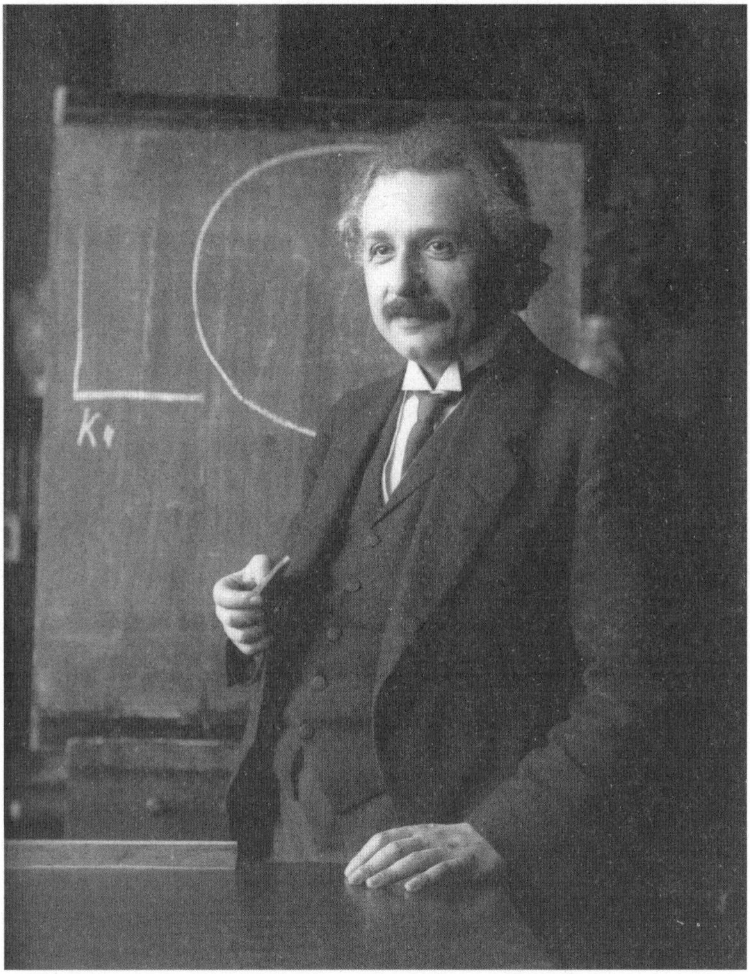

"O tempo e o espaço são
modos pelos quais pensamos,
e não condições nas quais vivemos."

Albert Einstein

(14 de março de 1879 – 18 de abril de 1955)

"O estudo é o inimigo da superstição."

Johnny De' Carli

8.1 Técnica da Redução

Trace o Símbolo Hon Sha Ze Sho Nen e afirme três vezes que a pessoa se encontra entre suas mãos. Reduza imaginariamente o tamanho do receptor, visualizando a pessoa entre suas mãos. Em seguida, trace o Símbolo Karuna selecionado. O tempo de aplicação é de aproximadamente 10 minutos. Você realmente terá a pessoa entre suas mãos. Procure desenvolver a sensibilidade para sentir isto. Essa técnica é a mais recomendada para todos os Símbolos do Método Karuna.

8.2 Técnica do Substituto

A Técnica do Substituto dá ênfase ao corpo físico, aos órgãos, glândulas, ossos etc. É utilizada para tratar problemas específicos. Nas outras técnicas, o tratamento acontece primeiro na aura para depois ocorrer no corpo físico. Neste caso usamos uma boneca, um ursinho de pelúcia ou algo similar, um travesseiro ou até nós mesmos como substituto da pessoa receptora. A Energia atingirá ao mesmo tempo e com igual intensidade a pessoa que se está substituindo naquele momento. O tempo de aplicação é de aproximadamente 10 minutos.

Primeiramente desenhe o Hon Sha Ze Sho Nen (*mantra* três vezes), imagine a pessoa e seu nome três vezes; em seguida traçamos o Símbolo do Karuna escolhido (*mantra* três vezes).

> *"Faça sempre o melhor que puder,*
> *dentro de suas possibilidades, onde quer que esteja."*
> Johnny De' Carli

A Técnica do Substituto é mais adequada para o envio à distância dos Símbolos Rama (Karuna 1) e Kriya (Karuna 2).

Fazemos a aplicação de maneira tradicional no molde direcionada ao órgão específico afetado da pessoa que está recebendo o tratamento. Já que o objetivo nesta técnica é o tratamento do corpo físico, não utilizamos os Símbolos que agem a nível emocional, mental e espiritual.

8.3 Técnica da Foto

Outra maneira de enviar um tratamento de Karuna à distância é por meio de uma foto da pessoa receptora.

Primeiramente desenhe o Hon Sha Ze Sho Nen (*mantra* três vezes), olhe a foto e fale o nome da pessoa três vezes. Em seguida, trace o Símbolo Karuna escolhido (*mantra* três vezes). A seguir, coloque a foto à sua frente e então irradie Energia Karuna dirigindo-a ao receptor que está na foto. O tempo de aplicação é de aproximadamente 10 minutos. É possível irradiar segurando a foto entre as mãos, se preferir. Essa técnica também é recomendada para todos os Símbolos do Método Karuna.

Na falta de uma foto escreva o nome e o endereço da pessoa e tente imaginar seu rosto em sua mente. O procedimento seguinte é o mesmo do descrito anteriormente.

Vários terapeutas Karuna poderão formar um círculo e colocar a foto ou o papel no centro do local para onde

"Confie em seus dons. Confie em suas habilidades, elas foram dadas a você para serem usadas."
Johnny De' Carli

todos irradiarão. Lembre-se de que, a exemplo do Reiki, a emissão da Energia Karuna é multiplicada ao quadrado do número de terapeutas.

8.4 Técnica do Joelho

Na Técnica do Joelho temos obtido excelentes resultados também no Método Karuna.

Escolha uma perna para iniciar a aplicação à distância. Essa deverá ser sempre a mesma para que exista correspondência vibracional. Recomendo começar pela esquerda para pessoas destras, e direita para canhotas. Na perna escolhida, o joelho corresponderá às quatro posições da cabeça (do Sistema Usui Tibetano); a coxa da mesma perna corresponderá às quatro posições da frente do corpo; e a coxa da perna oposta corresponderá às quatro posições das costas mais as duas posições dos pés. Todas as 14 posições tradicionais receberão Energia pela correspondência em somente três pontos. A Técnica do Joelho é mais adequada para o envio à distância dos Símbolos Rama (Karuna 1) e Kriya (Karuna 2).

Devemos fazer a seguinte sequência:

a) Coloque a mão não dominante em concha sobre o joelho escolhido. A outra mão deve permanecer livre para traçar os Símbolos;
b) Trace o Hon Sha Ze Sho Nen (*mantra* três vezes). Nesse momento, afirme três vezes o nome da pessoa que irá

"Estabeleça prioridades. Não se pode fazer tudo aquilo de que se precisa ou que se gostaria de fazer. Quando uma responsabilidade é assumida, passa a ser prioridade."

Johnny De' Carli

receber a Energia Karuna imaginando seu rosto. Feito isso, trace o Símbolo Karuna escolhido (Rama do Karuna 1 ou Kriya do Karuna 2) e coloque a mão dominante ao lado da outra mão sobre o joelho, que estará correspondendo às posições da cabeça. Devemos permanecer irradiando por cinco minutos;

c) Deslize suavemente as mãos para a coxa da mesma perna e permaneça aí por mais cinco minutos. Dessa forma, você atingirá todas as posições da frente da pessoa receptora;

d) Transfira uma mão de cada vez para a coxa da perna oposta, permanecendo assim por mais cinco minutos. Dessa forma, atingirá todas as posições das costas e os pés da pessoa receptora.

Com isso, podemos enviar Energia Karuna à distância num tratamento completo em apenas 15 minutos.

Após a aplicação, desconecte do campo áurico da pessoa receptora lavando as mãos.

Podemos estabelecer outros pontos de correspondências, por exemplo: cotovelo com a cabeça, antebraço com a frente e o outro antebraço para as costas e os pés.

A Técnica do Joelho também pode ser utilizada no autotratamento, com tempo reduzido para dois minutos e meio por posição.

> *"Tentar fazer alguma coisa não é a mesma coisa que fazê-la."*
> Johnny De' Carli

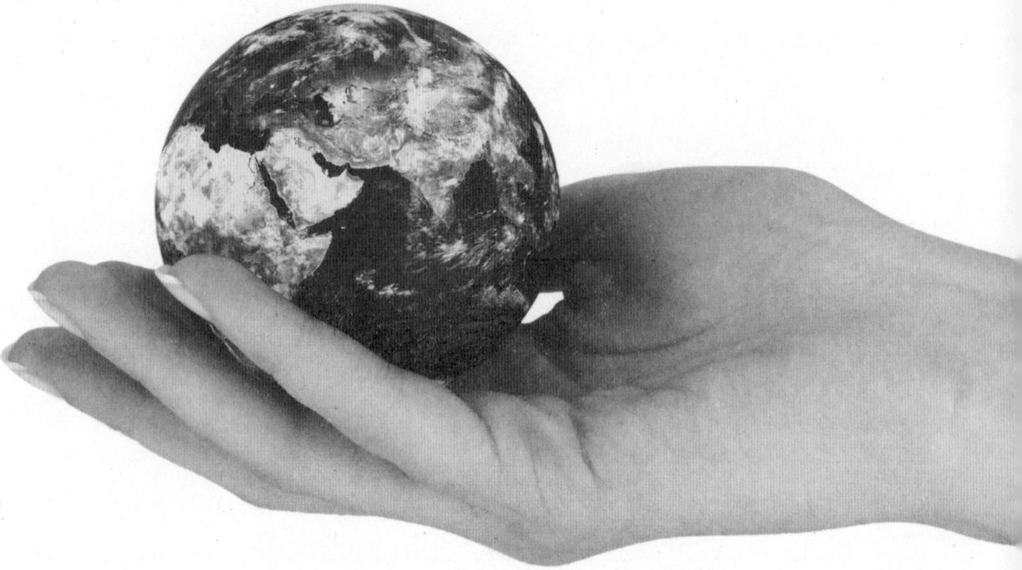

"Fazemos todos parte da mesma família, habitamos o mesmo Planeta."

Johnny De' Carli

9

Reiki no Planeta

Os distúrbios climáticos causados por fenômenos como El Niño, La Niña e outros nada mais são do que a resposta do Planeta aos maus-tratos que tem recebido da humanidade com a emissão de poluentes na atmosfera, lixo atômico, testes nucleares, desmatamentos etc. Cada um de nós tem sua parcela de culpa nas agressões sofridas pelo Planeta.

Conforme comprovou Albert Einstein em sua teoria da relatividade, massa e matéria de nosso Planeta nada mais são que energia condensada que se apresenta na forma de montanhas, rios, oceanos etc. Sendo energia, o Planeta também pode receber interferência e ser tratado com as Energias Reiki e Karuna.

O terapeuta Karuna, caso possua o Nível 3-A do Reiki Usui, pelo volume de Energia que passa a canalizar poderá funcionar como um agente da regeneração planetária. Podemos nos envolver com a proteção ambiental, conseguir ajudar mais eficazmente a Terra e tudo o que nela vive. O tratamento consiste em reativar os chacras e meridianos para todo o Planeta ou na parte dele que esteja sendo devastada.

"Seja bondoso com a Terra. Trate bem do nosso Planeta, nossos filhos, netos e bisnetos agradecerão, precisarão dele para respirar e alimentar-se."
Johnny De' Carli

Harmonize-se com a vibração da Era de *Aquarius*. Você pode ajudar o Planeta! A orientação é que seja feito o envio aos domingos, às 18 horas, no local onde estivermos. Um grande número de terapeutas Karuna irradiando ao mesmo tempo potencializará (ficará mais forte) a Energia. Daí trabalharmos com dedicação para difundir os Métodos. Mas atenção, somente contribua se estiver devidamente sintonizado no Nível 3-A ou 3-B do Reiki Usui.

Trace os Símbolos Dai Koo Myo e Hon Sha Ze Sho Nen, imagine o Planeta entre suas mãos e faça três vezes a afirmação de que está enviando a Energia Karuna para a Terra. Trace o Símbolo Karuna escolhido e permaneça assim de quinze a trinta minutos. Lembre-se sempre de pronunciar os respectivos *mantras* três vezes após desenhá-los.

"A verdadeira maestria consiste em saber como aumentar a felicidade coletiva no Planeta."
Johnny De' Carli

10

A sala ideal para o atendimento

As Energias Karuna e Reiki podem ser canalizadas em qualquer lugar, inclusive em locais públicos e movimentados como o corredor de um hospital, por exemplo. O Divino permeia qualquer ambiente e, de forma alguma, se limita a determinados espaços.

Canalizar a Energia Karuna depende do terapeuta e não do ambiente externo. O local é importante, mas não faz o terapeuta, e sim esse é que faz o ambiente pelo amor incondicional com que trabalha. A aceitação completa independentemente de nível socioeconômico, raça, religião e formação cria um espaço sagrado para os tratamentos.

Não é aconselhável ou conveniente abrir sua residência para atendimento ao público, principalmente se houverem crianças porque elas são mais sensíveis aos fluidos deletérios, agressivos, repulsivos, doentios e mórbidos que as pessoas perturbadas disseminam nos ambientes. Essas energias permanecem estagnadas ou coaguladas e flutuando no local mesmo após o trabalho com as Energias Karuna e Reiki. Devemos evitar a saturação fluídica nociva dos miasmas

> *"Canalizar Reiki e Karuna depende do Reikiano e não do ambiente externo. O local é importante, mas ele não faz o Reikiano. O Reikiano é que faz o ambiente, através do amor incondicional com que trabalha."*
>
> Johnny De' Carli

que podem adoecer os moradores da casa, além dos desentendimentos domésticos que podem ocorrer.

Tais energias permanecem até serem dissolvidas por uma frequência energética superior como, por exemplo, defumação ou uma postura evangélica muito equilibrada, o que é ainda muito difícil para o ser humano atual. Caso Francisco de Assis, Irmã Dulce, Gandhi, Chico Xavier ou Madre Tereza de Calcutá fizessem sessões dos Métodos Karuna e Reiki em suas residências não haveria qualquer problema, para nós, no entanto, ainda há.

Na residência do terapeuta recomendo a aplicação das Energias Karuna e Reiki em família, muito autotratamento e, no máximo, aplicações em pessoas muito próximas. Além disso, o estudo do Evangelho no lar com orações é um verdadeiro bálsamo confortador. As preces e os ensinamentos de Jesus desintegram os miasmas psíquicos que se alojam no ambiente, produzidos por desentendimentos comuns entre as pessoas.

Caso utilizemos sempre um mesmo espaço destinado ao atendimento não devemos nos apegar excessivamente à atmosfera do local de trabalho, pois pode acontecer de sentirmo-nos perdidos se em algum momento não pudermos trabalhar ali. Conheci pessoas que chegaram a achar que só poderiam conseguir bons resultados com os Métodos Karuna e Reiki em local específico alegando, assim, entrarem melhor em harmonia com a Energia Universal.

"Temos de nos purificar antes de querermos purificar o próximo."

Johnny De' Carli

Nem todas as pessoas que aprendem os Métodos Karuna e Reiki tencionam praticá-lo profissionalmente, em tempo integral ou parcial. As recomendações a seguir são para quem deseja trabalhar com essas Energias profissionalmente ou praticando sessões regularmente. Tenha cautela para decidir, lembrando a citação bíblica: "*Por falta de reflexão os projetos fracassam, mas se realizam quando há muitos conselheiros*" (Pr. 15, 22).

Pessoas energeticamente sensíveis poderão entrar num ambiente e detectar se a energia é boa ou ruim, alegre ou triste, poderão sentir-se à vontade, relaxados ou não. Expressões como: "a energia aqui é ótima" ou "a vibração aqui não é boa" estão se tornando comuns em diálogos do dia a dia.

Uma sala não é muito diferente de uma pessoa. Da mesma forma que essas pessoas guardam lembranças negativas (energia estagnada de seu passado), um ambiente tem marcas sutis de tudo o que aconteceu ali. Arquivam energias, registram emoções e pensamentos (formas-pensamento ou larvas mentais).

Essas formas-pensamento plasmam-se e podem se manterem vivas e em movimento por muito tempo podendo, inclusive, serem vistas por pessoas com certa acuidade visual (sensitivas). Logicamente, o mesmo se aplica às experiências positivas como, por exemplo, uma Iniciação de Karuna ou de Reiki no local.

"Aquele que se atreve a atender, jamais deveria cessar de aprender."

Johnny De' Carli

Às vezes, pode ter havido brigas e discussões cujas energias ficam retidas no local prejudicando o trabalho com as Energias Karuna e Reiki. Os advogados, por exemplo, em geral têm seus escritórios impregnados negativamente por lixo emocional deixado por sua clientela, como casais em litígio, sociedades sendo dissolvidas, herdeiros em desavença, causas trabalhistas etc. O mesmo acontece nos consultórios de psicólogos, médicos, bancários e muitos outros profissionais, ou seja, não acontece unicamente com os terapeutas. Lembre-se de que durante uma sessão de Karuna e Reiki os chacras do receptor se dilatam ficando mais sensíveis às contaminações energéticas.

Todas as coisas têm um campo de energia à sua volta (aura), como se fosse a luz de uma vela. Não existe espaço vazio sem campos de energia, tudo e todos estão intimamente ligados. Estamos permanentemente mergulhados num mar energético. Todo objeto inanimado também tem sua aura que se impregna com a energia pessoal do dono. Pelo simples fato de vivermos trocamos energia constantemente com o ambiente no qual estamos, vivemos ou trabalhamos. Isso ocorre especialmente em salas de atendimento com os Métodos Karuna e Reiki, onde trabalhamos exclusivamente com Energia.

Essa troca é uma coisa espontânea, inevitável e ocorre ininterruptamente por todo o corpo, principalmente no nível de pensamentos. Logo, estamos sempre sendo influenciados pelo meio ambiente e sempre influenciamos a partir da

> *"Crie condições à sua volta para que o ambiente retribua, com alegria, seus esforços por um mundo melhor."*
>
> Johnny De' Carli

energia de nossa aura e do que pensamos. Não tenhamos dúvida de que a atmosfera em que vivemos nos afeta. Todos respiramos o mesmo ar e somos energia. Costumo dizer em meus seminários que a nossa casa e o ambiente de trabalho são o nosso corpo mais largo, que também deve ser cuidado e trabalhado.

Muitos terapeutas Karuna começam a trabalhar indo até a casa de seus clientes e, com o tempo, passam a recebê-los em um espaço específico para esse fim. Saber criar uma sala de atendimento segura e calma é quase tão importante quanto saber conduzir com competência uma sessão. É fundamental que as pessoas se sintam seguras durante o atendimento para enfrentar seus medos, traumas ou outras questões bloqueadas.

Para realizar tratamentos de Karuna e Reiki o ideal é ter um ambiente reservado para tal finalidade, mantendo-o livre de vibrações desagradáveis. Se for possível, reserve um aposento especial limitando as atividades no local escolhido, evitando odores e ruídos de televisão, fumaça de cigarro etc.

É lógico que isso não é obrigatório, porém, o ambiente ideal e tranquilo relaxa tanto o receptor quanto o terapeuta de maneira que entrem em melhor sintonia. Procure trabalhar num local privado e confortável alimentado com energias naturais (Terra, Água, Fogo, Ar e Éter), quieto, sem portas batendo e com a temperatura agradável. No entanto, muitas vezes isso é impossível.

> *"Quanto mais você estudar, menos você temerá."*
> Johnny De' Carli

Mas você pode ajudar desligando o telefone, televisão, rádio, retirando do local crianças e animais que sejam barulhentos, trancando a porta e colocando avisos externos de "Não perturbe". Pessoas conversando causam incômodo. Você deve evitar interrupções, pois a entrada inesperada de uma pessoa quebra o silêncio e a harmonia local. A exemplo do Reiki, a Energia Karuna também promove uma amplitude na percepção de estímulos exteriores, portanto, é possível que a pessoa se assuste ou fique tensa caso isso ocorra, o que deve ser evitado.

Pisos sintéticos do tipo Paviflex, Eucatex e carpetes ficam impregnados com muita energia telúrica, logo, prefira pisos naturais. Pisos de cimento, granito e mármore poderão ser usados, mas algumas vezes causam desconforto porque são muito frios. Nesse caso, você poderá utilizar tapetes de fibras naturais como os de malva, juta, algodão etc.

Recomendo que seu espaço esteja sempre bem pintado, com tonalidades claras. A primeira dúvida que surge para todo terapeuta em relação ao espaço destinado ao Método Karuna e Reiki está relacionada à cor que deve predominar no ambiente. Os terapeutas têm características diferentes nesse sentido, já que todos nós temos uma predileção por determinada cor. Somos mais atraídos e identificados por esta ou aquela com as qualidades e com a influência psíquica de sua tonalidade. Às vezes, existe também a rejeição a algumas cores, ou seja, a aversão ao que elas transmitem.

> *"Sempre que possível, mantém em ti o silêncio e afasta de ti o barulho, pois é sabido que o bem não faz barulho e o barulho não faz bem."*
>
> Johnny De' Carli

Os raios luminosos geram as sete cores básicas do arco-íris, que são as mesmas de nossos sete principais chacras (vermelho, laranja, amarelo, verde, azul claro, azul índigo e violeta). Cada pessoa está mais ligada, pelo seu atual estágio evolutivo, a uma determinada cor que seria mais vibrante em sua aura e atuaria de maneira distinta sobre o corpo pela geração de um tipo diferente de energia.

Lembre-se de que você passará boa parte do dia em sua sala de atendimento. Daí a importância de relacionar a pintura de seu espaço com suas tendências pessoais, com seu temperamento e suas afinidades. Nenhum terapeuta duvida que as cores exerçam, cada qual a seu modo, uma influência específica nas pessoas. Contudo, não é obrigatório que um terapeuta Karuna as use para obter bons resultados. Tal indicação visa somente facilitar e agilizar resultados.

Existem estudos que admitem que cada cor emita um tipo diferente de fluido energético, da mesma forma que os sons e os aromas. Isso explica o fato delas influenciarem e modificarem até mesmo receptores com os olhos fechados ou adormecidos, sem contato visual com o padrão das cores que os cercam. Prova-se, assim, a interferência prévia no campo energético sutil (aura) dos seres vivos.

Já está comprovada a sensibilidade das plantas aos sons e às cores. Os vegetais crescem e vivem melhores em contato com músicas suaves e cores claras ou levemente estimulantes. Da mesma forma, as plantas denotam sofrimento,

"Torne sua rotina de trabalho a mais prazerosa possível."

Johnny De' Carli

crescimento retardado e até morrem com músicas agitadas, dissonantes e com cores agressivas. O mesmo ocorre com as pessoas, seja o terapeuta Karuna ou seus receptores. Cores escuras, sem brilho e indefinidas que emitem vibrações inferiores prejudicam ao invés de melhorar, acarretam na diminuição da energia vital e enfraquecem a aura.

Existem trabalhos muito interessantes sobre a recuperação de problemas orgânicos e emocionais pelo uso das cores, a chamada cromoterapia. A Rússia é pioneira nesse campo de pesquisa. Seus cientistas têm usado em hospitais, universidades etc. No Brasil, os adeptos da medicina natural têm muita simpatia pela cromoterapia e a aplicam com sucesso. Alguns médicos já a consideram parte da medicina do futuro por sua eficácia e facilidade de aplicação.

Já que será necessário dispor de iluminação, nada impede que você use lâmpadas coloridas que favorecem o trabalho com os Métodos Karuna e Reiki, como verde-esmeralda, rosa e violeta. Rosa é a que melhor reúne as qualidades da Energia Karuna por ser a mesma cor do chacra cardíaco, que é responsável pelo sistema imunológico, fundamental para a boa saúde. Também é a cor do amor incondicional, a virtude que combate todas as emoções inferiores que nos adoecem. É um alimento para os receptores que precisam de muito amor ou para um terapeuta Karuna com dificuldades em dá-lo.

Já o tom violeta representa a meditação espiritual e estimula a percepção psíquica. Muito usado para equilibrar

"As coisas mais maravilhosas neste Planeta não podem ser vistas;
só podem ser percebidas na sutileza do coração."

Johnny De' Carli

perturbações espirituais, é a cor predominante em pessoas que atingiram elevado avanço e crescimento nessa área. Representa também a transformação e a transmutação. Escolha uma ou mais combinações de cores para utilizar em sua sala destinada aos Métodos Karuna e Reiki lembrando, mais uma vez, que a colocação de lâmpadas coloridas é opcional e fica a critério de cada terapeuta de acordo com sua orientação interior.

A luminosidade não deve ser muito intensa. Se você não tiver como reduzi-la, como no caso de trabalhar ao ar livre, poderá cobrir os olhos do receptor com um lenço leve e limpo.

É conveniente limitar a quantidade de quadros e enfeites nas paredes evitando, assim, fontes de distração. Mas uma coisa que não pode faltar são os seus certificados do Método Karuna e do Reiki devidamente emoldurados. Esses, além de demonstrar sua qualificação carregam a energia de seu mestre, que os assinou e os selou com amor.

Quando montar uma sala de Karuna e Reiki tenha sempre à mão um cesto de lixo, um balde (o receptor poderá precisar vomitar), um ou mais travesseiros, uma manta e lenços de papel (muitos choram e se emocionam).

Objetos parados em seu local de trabalho ou em sua casa agregam energias pesadas que emperram as soluções para coisas práticas. Você nem imagina o quanto ganhará se der estas coisas que não utiliza para alguém necessitado.

> *"Livre-se dos objetos que você não usa e que tomam espaço."*
>
> Johnny De' Carli

Apesar de tudo o que foi dito não se apegue às coisas materiais para não se "escravizar". Karuna é amor e harmonia. O trabalho com essa Energia é sagrado. Devemos ser organizados e cuidar bem do espaço criado para esta finalidade. O local destinado à sua prática deve ser bem limpo, bem arrumado e estar em boas condições de conservação. Cuido muito do espaço onde leciono e atendo. Meus alunos e clientes percebem isso com facilidade.

Animais de estimação deixam sempre odores desagradáveis para quem chega. Em geral, quem está acostumado não percebe (existem muitas pessoas alérgicas a animais).

Ter plantas e flores frescas para enfeitar sua casa e o ambiente destinado aos Métodos Karuna e Reiki sempre trará a você um toque de energia positiva. As pessoas se equilibram estando em contato com a Natureza. Você muda sua vibração pelo simples fato de estar lidando com coisas bonitas e naturais. De acordo com o tamanho do ambiente, use plantas vivas que além de embelezar ajudam a manter energeticamente limpo o local. As flores devem estar sempre viçosas, portanto, certifique-se de que não há nenhuma murcha ou apresentando sinais de deterioração no aposento.

Quando movemos nossas mãos sobre o corpo do receptor removemos íons positivos. Um íon positivo se forma quando um átomo, por algum motivo, perde um elétron. Wilhelm Reich, físico alemão falecido em 1928, que recebeu o Prêmio Nobel de Física em 1911, o chamava de orgone morto.

"Compre uma flor, enfeite seu espaço, sua sala.
Presenteie uma flor a um amigo. É muito simples ser feliz."

Johnny De' Carli

Os íons positivos ou orgones mortos são altamente nocivos à nossa saúde. Geram irritabilidade, dores, sensações de letargia e muito mais. Nos locais próximos a quedas d'água ou montanhosos, onde as pessoas dizem se sentir bem, existe uma predominância de íons negativos usados no tratamento de queimaduras extensas no corpo.

Às vezes, nossa sala fica enevoada, o que nada mais é do que o vapor supersaturado com íons, e todos começam a passar mal. Caso você trabalhe em ambientes fechados, sem ventilação ou iluminados por luzes fluorescentes estará sujeito a ficar doente. Começará a acumular a energia de orgone morto no corpo, suas vibrações irão reduzir e começarão a se enfraquecer. Terá até mesmo dificuldades em perceber isso porque sua intuição diminuirá com a contaminação. Você acabará tendo que paralisar seu atendimento com os Métodos Karuna e Reiki por um período, muitas vezes, de vários dias até seu sistema de energia voltar a estar limpo. Portanto, evite a luz fluorescente que facilita a formação do orgone morto e gera uma frequência que interfere negativamente na aura.

Quando queremos saber como está a energia orgônica de um determinado ambiente acrescentamos a um copo com água, que pode ficar no piso próximo à porta de entrada, três dentes de alho descascados. Se a energia estiver boa os alhos flutuarão; se houver muito orgone morto (energia negativa), os alhos a absorverão em parte e afundarão. O alho apodrece muito rapidamente e poderá começar a

"A boa saúde sempre dependerá muito mais de cuidados preventivos do que de médicos."
Johnny De' Carli

exalar um odor desagradável, então, renove-o a cada dois ou três dias. Existem pessoas que usam água com carvão vegetal, que atrai para si essas energias, mas o resultado final é inferior já que o carvão, sendo matéria morta, é menos sensível. Isso pode servir de alerta ao terapeuta Karuna para que conserve sempre boas as energias de seus ambientes.

É importante trabalhar numa sala livre de más vibrações, de onde tenham sido retiradas as energias baixas que sempre ficam após alguns atendimentos. É importantíssimo termos pelo menos uma janela para garantir a boa ventilação a fim de reduzir os íons positivos pela renovação do ar após cada sessão (faça sempre isto, não esqueça!).

Se possível, escolha uma sala que apanhe a luz solar direta, pois o Sol é o mais forte transmutador que se conhece. Cristais colocados ao redor da sala também ajudam a coletar energia morta do orgone. Esses devem ser limpos semanalmente, colocados ao sol por 8 horas ou em solução de água salgada por 24 horas. Aparelhos eletrônicos geradores de íons negativos também são muito recomendáveis com a mesma finalidade.

Você pode colocar sobre o piso um recipiente com sal grosso *(NaCl)*, aproximadamente 1 kg, que deve ser substituído periodicamente. O cloreto de sódio (sal) transmuta vibrações negativas ou miasmas emocionais (emanações energéticas disformes altamente negativas) que os clientes deixam no ambiente.

> *"Viva a vida com simplicidade, mas com muita alegria.*
> *Deixe o sol entrar na sua vida, deixe-se abraçar por ele."*
>
> Johnny De' Carli

Sempre que sentir o ambiente carregado ou quando começarem a acontecer desentendimentos ou brigas sem qualquer motivo é hora de parar de atender clientes e se dedicar à limpeza, queima ou transmutação das energias negativas em positivas. A frequência dessa necessidade será maior do que você imagina. Lembre-se das palavras que nosso maior Mestre nos deixou: "*Orai e vigiai!*".

Há várias técnicas efetivas que podem ser usadas para limpar ou renovar o ambiente de trabalho ou o local onde se vive. Escolha a sua utilizando a intuição. O uso prévio dessas técnicas torna o seu trabalho com os Métodos Karuna e Reiki mais fácil e seguro. Faça aquilo que julgar necessário para o conforto e a proteção, sua e de seus clientes.

Você pode acender velas visualizando a queima e transmutação de toda a energia nociva. Enquanto as acende poderá utilizar técnicas mentais (Elemento Éter) imaginando primeiro uma luz violeta banhando, fluindo e transmutando todo o ambiente. Imagine um aspirador gigante vindo de Deus que desce e limpa sua área de trabalho. Depois, visualize a chegada de uma luz branca para energizá-lo e, posteriormente, um anel de luz dourada ao redor para selar e proteger o cômodo contra as vibrações inferiores vindas de fora.

É aconselhável que você tenha pelo menos uma vela queimando na sala de atendimento. O fogo transmuta as energias mais densas queimando a negatividade com suas chamas.

> *"Permita-se uma folga. Pare um pouco, desacelere.*
> *Deixe a vida correr mais levemente, mais suavemente."*
> Johnny De' Carli

É sempre bom manter, mesmo em casa, um ponto de luz. Onde existe luz, as trevas não se manifestam.

Uma maneira eficaz é utilizar o poder de limpeza, purificação e renovação dos Elementos Água e Fogo. Coloque-se de frente para a entrada principal de seu ambiente segurando uma vela acesa na mão direita e na esquerda um copo transparente com água (se quiser, use também o alho ou carvão para representar o Elemento Terra). Caminhe pelos cantos orando (Elemento Éter). Tenha em mente que pelo seu lado esquerdo será captada a energia nociva, que irá diretamente para a água do copo. O alho ou o carvão ajudarão a retê-la. Pelo seu lado direito sairá a energia gerada pelo fogo. Terminada a caminhada apague a vela, e se quiser, guarde-a para ser reutilizada. Jogue a água fora, na pia ou vaso sanitário.

Quando você aplica Energia Karuna ou Reiki em alguém, abre seus chacras e os do receptor. É importante, pois, que o ambiente esteja em harmonia e limpo energeticamente, logo, é recomendável fazer uma limpeza energética antes e depois de uma sessão. Você deverá purificar ou transmutar a energia residual indesejável.

Da mesma forma que limpamos nossas casas, também devemos purificar o astral e, para isso, a defumação (Elemento Ar) é o melhor remédio. Desde a Antiguidade o ser humano a tem usado em seus rituais visando a purificação astral. No Oriente, a defumação é praticada por diversas crenças.

"O primeiro a aproveitar-se do brilho é o mesmo a acender a luz."

Johnny De' Carli

O ambiente astral está cheio de energias negativas que os olhos não podem ver e que podem ser eliminadas com a queima de determinadas ervas. A defumação é um ótimo recurso. Você pode empregar a formulação utilizada pela Igreja Católica, pelos centros espíritas ou aquela recomendada por sua intuição.

Desde o momento em que as sementes das ervas principiam a germinar até a sua colheita, as plantas extraem da terra dezenas de micro e macronutrientes e absorvem energia solar no mecanismo fotossintético e no magnetismo lunar. Esses Elementos passam a compor sua contextura energética. Desse modo, seja num banho ou quando se produz a queima de ervas libera-se todo o potencial energético que passa a interagir simultaneamente em níveis físico e espiritual, respeitando a lei da correspondência vibratória. Queimar sálvia, por exemplo, deixa um aroma agradável no ambiente, além de ser excelente para transmutar energias nocivas.

Caso você atenda pessoas muito negativas, ou com elas conviva, compre um defumador (turíbulo) ou utilize uma pequena lata usada, que deverá ser perfurada várias vezes com um prego para que a fumaça saia por cima e pelas laterais. Faça uma alça de arame para segurá-la como se fosse um balde. Coloque dentro alguns briquetes de carvão e acenda o fogo. Espere até se formarem brasas para jogar sobre elas as ervas de sua preferência. Circule com o defumador por toda a casa ou local de aplicação, vindo dos fundos para frente.

"O amor pelo trabalho aprimora os feitos."

Johnny De' Carli

Abra as janelas para ventilar e trocar a energia. Todos os cantos devem ser defumados.

Mantenha a intenção em oração de eliminar toda a negatividade, pois a intenção e a força do pensamento são os fatores que trazem resultados em qualquer ritual. Você também pode utilizar uma música suave enquanto estiver defumando o espaço.

Recomendo que sempre tome um banho após uma defumação, pois além do cheiro da fumaça você poderá ter retido algumas energias inferiores em suas roupas e campo áurico.

A exemplo do Reiki, numa sessão do Método Karuna a música suave e meditativa em baixo volume é relaxante e importantíssima, tanto para criar uma atmosfera adequada quanto para construir um complemento energético à sessão. A música contribui para o sucesso de um tratamento auxiliando vibracionalmente o trabalho. A ciência hoje já afirma que não só a luz, a cor, o perfume como também o som são apenas modificações vibratórias de um mesmo elemento fundamental, que é a Energia Cósmica (Éter Cósmico).

A música é a alma do Universo, é um incomparável tônico do espírito. Como arte, é a mais esplêndida de todas. Embora o som repercuta na atmosfera e não no éter, a música influencia e contribui para apurar e sintonizar as vibrações mentais entre o terapeuta Karuna e o receptor colocando ambos numa só frequência vibratória. Favorece assim,

"A boa música faz a conexão entre o mundo espiritual e o material."

Johnny De' Carli

o êxito de uma sessão e cria uma atmosfera de bem-estar. As ondas sonoras estimulam e combinam-se com as vibrações da aura do terapeuta Karuna e dos mentores assistentes, auxiliando na intuição e *insights* favorecendo, inclusive, a exsudação do ectoplasma.

A música é a linguagem universal da humanidade e exerce profunda influência na alma dos seres. Depois do silêncio, aquilo que mais de perto exprime o inexplicável é a música. O famoso músico Beethoven escreveu suas sinfonias depois de ter ficado surdo, o que comprova que a sonoridade vibrava acima dos ouvidos físicos encontrando ressonância em corpos sutis, ou seja, música é energia pura.

Na pesquisa realizada no Japão pelo Dr. Masaru Emoto, foram submetidas amostras de água a diferentes tipos de música. Ao congelar essas amostras, as estruturas formadas no processo de cristalização mostraram-se diferentes conforme o tipo de melodia utilizada. Lembremos, mais uma vez, que temos um percentual de 70% de água na formação do organismo, principalmente no sistema nervoso. Em certos estados de desequilíbrio energético a música, por sua repercussão emotiva, tem o poder de agir em nosso campo áurico provocando reações sobre os sistemas nervoso, circulatório e glandular favorecendo a recomposição sadia das células e a produção hormonal. Beneficia, assim, o funcionamento vital de todo o organismo. Existem casos de tratamento de dores de cabeça somente utilizando-se música suave.

"A boa música é o pão da alma."
Johnny De' Carli

O psiquiatra Pontvick fundou, na cidade de Estocolmo, o Instituto de Musicoterapia, que consegue ótimos resultados com seus pacientes. Diversos tipos de música podem contribuir para o êxito de uma sessão dos Métodos Karuna e Reiki, entretanto, nem todas podem ser utilizadas. Elas devem ser escolhidas com cuidado. Por exemplo, devemos evitar músicas agitadas como rock, samba ou que excitam e agitam a mente. Não se recomenda, também, músicas sensuais, tristes, fúnebres e dramáticas que geram a degradação emotiva dos envolvidos. Se for usada para auxiliar no relaxamento, ela deve ser harmônica e sem mudança súbita de ritmo.

Podemos usar músicas suaves e relaxantes específicas para os Métodos Karuna e Reiki como os sons de Natureza, canções religiosas, hinos, peças clássicas, canções regionais alegres e inspiradoras. Relaxar a mente ajuda a recuperar o próprio corpo. Minha opinião é a de que o terapeuta Karuna deve seguir sua simpatia pessoal e a do receptor, pois os gostos são muito variados. Gosto muito e utilizo com sucesso o CD "Mensagens", do cantor e Reikiano de Nível 3-A Roberto Carlos, a quem tive a alegria de Iniciar.

Não só nos Métodos Karuna e Reiki, mas também em muitos movimentos esotéricos e espiritualistas como a Ordem Rosacruz, a yoga, a teosofia, os budistas, os essênios e os fraternistas há o hábito de queimar incenso durante reuniões de estudo, meditações e irradiações. No ato de

"A boa música é o som do Universo."

Johnny De' Carli

queimá-los, ao contrário do que muitos pensam não há qualquer magia, ritual ou intenção de neutralizar espíritos atrasados, e sim visa a criação de um clima espiritual graças à sensibilidade do olfato. Dessa forma também são eliminados odores e exalações desagradáveis do ambiente, substituídos pelo aroma agradável do incenso.

Os perfumes são inspiradores. Em ambientes dedicados a orações e aos Métodos Karuna e Reiki, muitas vezes, eles se manifestam do nada. São presentes enviados pelos seres de Luz para incentivar a oração. Você pode escolher entre os aromas aqueles que mais o agradem e acendê-los regularmente. Os mais recomendados para trabalhos diversos de energização são: canela, acácia, eucalipto, flor-de-lótus, sândalo, lavanda e jasmim. O perfume de jasmim faz ressonância com o amor incondicional e deixa no ar uma atmosfera de paz e contemplação espiritual, ideal para as sessões dos Métodos Karuna e Reiki.

De todos, o que mais utilizo é a canela que, além de antisséptico, melhora a saúde e proporciona a ativação da energia financeira. Faça uso de sua intuição para saber o que utilizar a cada momento. Entre uma e outra sessão queime um incenso de limpeza. Para isso, indico os incensos canforados que, embora sejam menos eficientes que uma defumação, sempre ajudam a diminuir negatividades purificando o astral através da cânfora.

"Relaxar lhe dá energia para trabalhar de forma mais eficiente."
Johnny De' Carli

Algumas pessoas consideram a fumaça da defumação e do incenso altamente irritante por provocar alergias, tosse e espirros. Nesse caso, é melhor não utilizar. Contudo, quem se irrita com o odor de uma defumação é geralmente quem mais necessita desta limpeza.

Uma alternativa muito eficaz é dissolver três ou quatro pedrinhas de cânfora em álcool dentro de um borrifador de flores, cujo recipiente deverá ser completado com água. Devemos borrifar cômodo por cômodo em oração, retirando a sujeira astral.

As doenças proliferam na sujeira, e na espiritualidade não poderia ser diferente. Quando você sentir realmente o ambiente muito negativo poderá utilizar esta mistura para limpar o piso, as paredes, a maca de atendimento, a cadeira e outros móveis. Observe como o ritual lhe fará bem.

Atente para a temperatura da sala de aplicação das Energias Karuna e Reiki, que deve ser agradável, nem fria ou quente demais. A queda da circulação provocada pelo relaxamento faz com que alguns receptores sintam frio mesmo com boa temperatura ambiente. Além disso, o terapeuta Karuna irradia calor e quando muda as mãos de posição ocorre um choque térmico com o resfriamento. Evite corrente de ar sobre o receptor.

Também é importante um armário ou uma prateleira para guardar lençóis limpos, fronhas, mantas e travesseiros extras; e uma mesinha para água e para que o receptor tenha

"A razão nos aponta o que se deve fazer ou evitar."

Johnny De' Carli

onde deixar objetos pessoais como óculos, documentos, relógio, bolsas, celular, chaves etc.

Aplicar as Energias Karuna e Reiki em uma maca (mesa) de massagem com a altura regulável para que o terapeuta possa sentar-se ou ficar em pé durante a sessão constitui o meio mais confortável. A maca correta oferece conforto para ambos e isso é muito importante, especialmente porque a sessão talvez dure uma hora ou mais. Você poderá fazer todos os movimentos e posições estando à vontade.

Como ficará sentado durante a maior parte do tempo em que estará canalizando Energia, regule a altura de sua maca para que fique confortável para seus braços. Essas podem ser compradas em lojas que vendem artigos para massagem. Quando escolher uma certifique-se de que satisfaz todas as suas necessidades, de que é resistente e bem projetada. Os principais requisitos a serem observados são: altura regulável por parafusos, de 66 a 90 centímetros; largura satisfatória para que uma pessoa grande possa deitar sem que seus braços caiam para os lados; firmeza suficiente e pouco peso (máximo de 14 kg); superfície de vinil ou de outro material resistente e de fácil limpeza e, principalmente, que seja portátil (dobrável) a fim de facilitar o transporte.

Macas portáteis são excelentes, pois você as pode levar consigo quando necessário. Muitas vezes, você será solicitado a ir à casa das pessoas que tiverem limitações quanto ao deslocamento. Assim, o peso e as dimensões de uma maca

"A melhor escolha é aquela que seja melhor também para você."

Johnny De' Carli

portátil precisam ser considerados antes da compra, pois se você for de porte franzino será mais difícil transportar uma pesada. As mais leves, em geral, são mais valorizadas. Se tiver carro avalie também se o utensílio dobrado permite o transporte no bagageiro ou no banco de trás.

Uma boa maca é um excelente investimento se você planeja fazer muitas sessões dos Métodos Karuna e Reiki. Caso resida em uma cidade pequena e tenha dificuldades em adquirir o produto adequado e a preço de mercado, podemos colaborar. Você pode entrar em contato com o Instituto Brasileiro de Pesquisas e Difusão do Reiki por meio dos nosso canais de atendimento:

Por e-mail: ritadecarli@gmail.com

Por telefones: (11) 99619-2769 (WhatsApp)
(11) 3062-9647 (fixo de São Paulo) ou
(21) 2256-8267 (fixo do Rio de Janeiro).

Adquira uma pequena escada para que pessoas doentes ou idosas subam na maca com mais facilidade.

Usar um lençol leve de algodão limpo para cobrir o receptor é importante, agradável e necessário para proteger, principalmente, os pés. É adequado trocar o lençol entre uma sessão e outra, portanto, faça-o perceber que não é o mesmo utilizado pela pessoa anterior. Seja higiênico e limpo. Estando muito frio você pode utilizar uma manta mais pesada sobre o lençol.

"As escolhas são nossas e devemos responsabilizar-nos por elas."

Johnny De' Carli

Cuide bem de sua coluna tendo uma maca e uma cadeira apropriada para aplicação das Energias Karuna e Reiki. Uma cadeira comum ou um banquinho não oferecerão o conforto suficiente para uma sessão de uma hora ou mais sem causar tensões nos ombros e nos músculos lombares do terapeuta. Adquira uma cadeira com rodinhas, do tipo secretária. Ela dará apoio suficiente para suas costas e as rodinhas oferecerão liberdade de movimentos.

Manter as costas eretas, além de ser menos cansativo permite que a Energia flua melhor. Seja em pé ou sentado, se você não se sentir confortável terá mais dificuldade para sintonizar-se com o receptor. Encontre a melhor posição para você. Apoie as costas, relaxe os ombros e, se possível, apoie levemente os braços.

"Somente você pode decidir o que é bom para você. Ouça sua voz interior e siga-a."

Johnny De' Carli

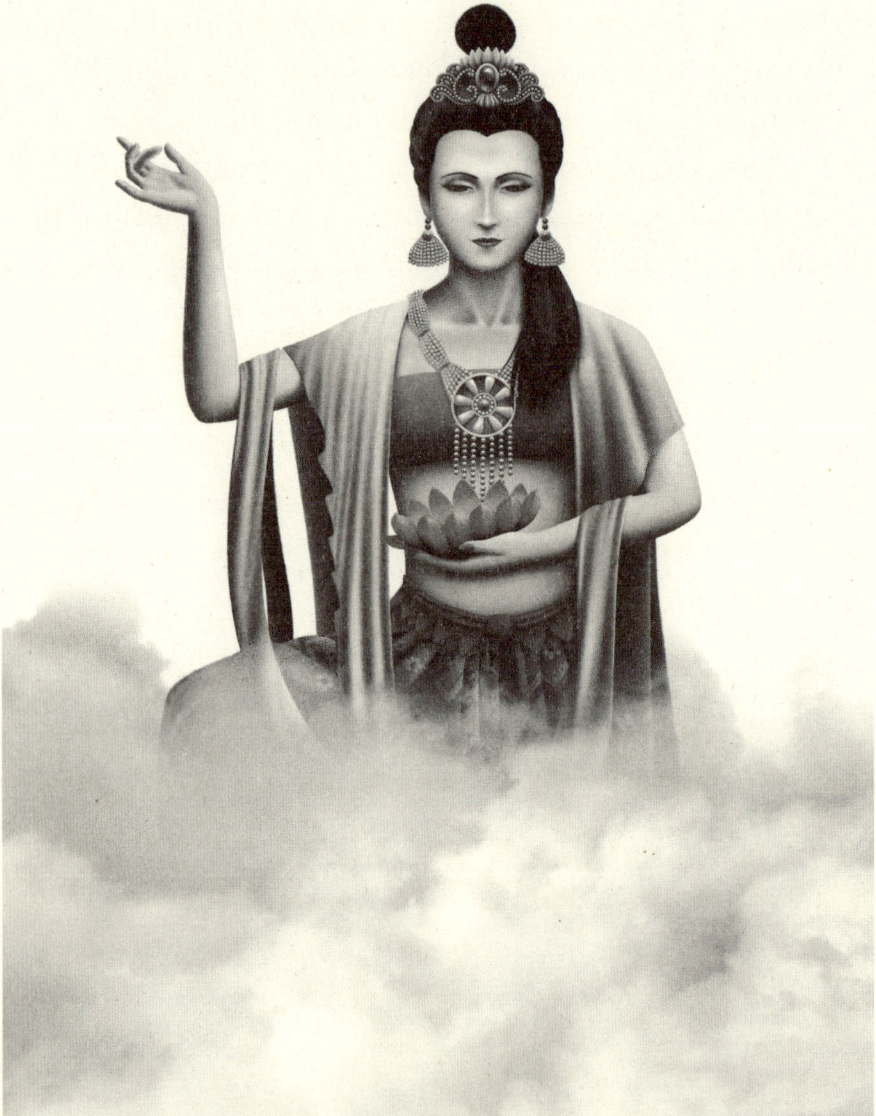

"Em vez de ser contra o mal, seja a favor do amor."

Johnny De' Carli

11

Kannon Bosatsu (Kuan Yin) – A deusa do amor

No Japão, Kannon Bosatsu (mais conhecida no Oriente como Kuan Yin e no Brasil como Nossa Senhora das Graças, a Santíssima Virgem Maria) é uma das Divindades mais cultuadas. Bosatsu (菩薩) é um termo japonês que significa Bodhisattva: "sattva" quer dizer *ser*, e "Bodhi" *Iluminado*.

No Budismo japonês um Bosatsu é um ser Iluminado, um Buda, um ser que através de suas encarnações na Terra atingiu um nível de perfeição tão grande que se libertou da necessidade de reencarnar. Os Budas já poderiam deixar os orbes de nosso Planeta, porém, decidem permanecer aqui até que toda a Humanidade se liberte dos sofrimentos e se torne verdadeiramente livre.

Kannon (aqui retratada na imagem de capa) é a Deusa japonesa da amorosidade, da compaixão, da misericórdia e do perdão. Popularmente conhecida como "aquela que ouve os lamentos do mundo", está muito atuante neste momento do Planeta com o único objetivo de auxiliar a

"Ligando-se em Deus, liga-se em todo Bem, seja qual for a sua religião."
Johnny De' Carli

todos no processo de transição planetária nos libertando do carma negativo, nos presenteando incessantemente com o Seu perdão e transmutando o carma de toda a Humanidade.

É a Kannon que devemos recorrer quando desejamos pedir por liberação cármica. Muitos milagres são atribuídos a Ela porque, em Sua compaixão, todos nós merecemos ser perdoados e plenamente felizes. Na visão da Grande Fraternidade Branca, Kannon ou Kuan Yin é uma Mestra Ascensionada. Fala-se que foi a orientadora de Saint Germain na coordenação da Chama Violeta na Terra, quando em 1786 passou a direção do Sétimo Raio a Ele. Atualmente, faz parte do Conselho Cármico.

Mestres Ascensionados são Seres que já viveram encarnados na terceira dimensão e, em suas vidas terrenas, conseguiram elevar suas vibrações a ponto de não mais necessitarem encarnar. Oferecem-se para auxiliar a Humanidade e permanecem conosco, compondo a Grande Fraternidade Branca.

Dentro do Elemento Éter, acessado com o Método Karuna, vamos encontrar o grande Poder dos demais Mestres ascensionados dos Sete Raios, entre Eles: El Morya, Kuthumi, Lanto, Confúcio, Veneziano, Rowena, Seraphis Bey, Palas Athena, Hilarion, Nada, Jesus e Saint Germain.

"Cresça pelo Caminho do seu coração, não pelo da sua mente. Você nunca encontrará Deus na sua mente."

Johnny De' Carli

Posfácio

Uma compaixão abrangente

Karuna é compaixão, e isto significa o alívio do sofrimento. No Ocidente, conhecemos a compaixão mais como um termo de bondade, mas, na verdade, vai um pouco além disso na sua origem – é um voto.

É o voto daquele que escuta o sofrimento do outro e o deseja aliviar, não se esquecendo de que também precisa aliviar e sanar o seu próprio sofrimento. Assim, como é bonito integrar os conceitos de compaixão num método terapêutico, não só para o próprio como para os outros.

Karuna como terapia é tantas vezes descrita como direta, intensa, aliviadora. Desse modo, só pode ser o meu desejo de que todos os que leiam este livro do mestre de Reiki e de Karuna Johnny De' Carli aprendam com ele e através dele, que alcancem a sabedoria de um coração compassivo e coloquem as suas mãos, a mente e o coração a serviço de um bem comum.

Lembra-te sempre de cuidares de ti mesmo para que não percas o teu caminho, e que sempre a vida possa te manter ligado ao teu maior propósito.

"É incomparável o prazer e a alegria de encontrar um velho e bom amigo."
Johnny De' Carli

Ao Johnny, os meus parabéns e um grande abraço por mais um excelente trabalho de partilha num caminho de cura, tão necessário para estes tempos exigentes que todos vivemos.

João Magalhães
Mestre de Reiki e de Karuna e
Presidente da Associação Portuguesa de Reiki Monte Kurama

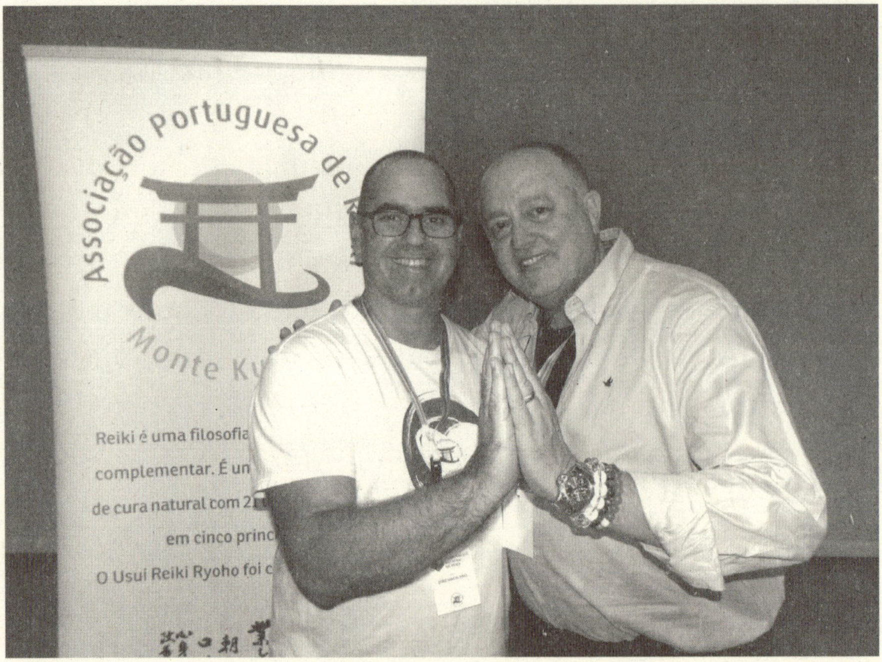

Johnny De' Carli com o mestre de Reiki e de Karuna João Magalhães, fundador e Presidente da dinâmica "Associação Portuguesa de Reiki Monte Kurama", no "X Congresso Nacional de Reiki de Portugal", ocorrido no dia 26 de outubro de 2019, em Faro, Algarve, Portugal. (foto de Rita De' Carli)

"Somente o tempo se encarrega de distinguir a verdadeira e a falsa amizade."
Johnny De' Carli

Anexo I

Mestres habilitados por Johnny De' Carli

A seguir, divulgo a listagem das pessoas que receberam das minhas mãos a devida Iniciação do Mestrado de Karuna, até janeiro de 2022. São os únicos capacitados diretamente por mim a repassarem as técnicas do Método Karuna de forma fidedigna em todos os Níveis, podendo, inclusive, formar novos mestres de Karuna (na nossa Linhagem) e lecionar fazendo uso do presente livro.

Caso você tenha interesse em participar da equipe, conforme pregam os Princípios do Reiki ("*Só por hoje, faça o seu trabalho com amor e honestamente*"), solicite a competente autorização prévia através do nosso e-mail ritadecarli@gmail.com ou pelos telefones (11) 99619-2769 (WhatsApp), (11) 3062-9647 (fixo de São Paulo) ou (21) 2256-8267 (fixo do Rio de Janeiro).

001. Adriana Barbosa Christo de Almeida
002. Alexandra Costa Poppe
003. Alexandre Montes de Moura

> *"Nunca destrua uma ponte após atravessá-la;*
> *você poderá ter que atravessar o mesmo rio."*
> Johnny De' Carli

004. Alicia Elena Requena De' Carli
005. Ana Maria da Fonseca Costa Cetrangolo
006. Andréa Silvana Meira Ferreira
007. Ângela Maria Soares da Costa Filipin
008. Angela Quadrado dos Santos
009. Anna Carolina Gomes Pinto
010. Aureny de Oliveira Macêdo
011. Auristela Maria Mendes Romeu
012. Ayná Espíndola Corrêa
013. Barbara Dutra de Artagão
014. Beatriz Kicis Torrents De Sordi
015. Bruna da Costa Uva
016. Carla Brunelli
017. Carla Cristiane Mello
018. Carlos De' Carli
019. Clair Cabral Barbosa
020. Cláudia Magalhães Duarte
021. Cleia Gonçalves de Brito
022. Clementina de Castro Lima
023. Conceição de Maria Dorea Guerreiro
024. Cristina Hindley
025. Cristina Rego Monteiro da Luz
026. Cristine Di Lorenzo
027. Daniel Divino Rodrigues da Silva
028. Daniel Tavares Cabral
029. Daniella Maria Leme Pannocchia
030. Danilo Oliveira de Castro Lima
031. Davi Átila Lopes
032. Deise Luci Alves Campos Mello
033. Eduardo Alberto Ribeiro
034. Eliana Nunes Safadi

"Prepare-se, pois terá que seguir sozinho. O mestre só pode apontar a direção. Você tem que percorrer o Caminho por si só."

Johnny De' Carli

035. Eliane Rosa Bittar Prado
036. Elizabete Garcia de Sousa
037. Elizabeth do Nascimento Carvalho
038. Elizabeth Eliin
039. Fátima do Rosário Pereira Tavares
040. Fernando Antônio Teixeira Guimarães
041. Flávio Antonio Filgueiras Pereira
042. Francarlos Pereira
043. Francisca de Oliveira Cruz
044. Georgia Alessandra Hollanda de Requena Moura
045. Gerson Pinho dos Santos
046. Gilmar Annes Santana
047. Gilmar da Silva Maia
048. Gizella de Cássia da Cunha Corinti
049. Helenice Silva Demartin Caputo
050. Heloisa Cristina Trevisan Andrade
051. Iraí Silva Lopes de Sousa
052. Isabel Maria Martins Gonçalves
053. Ivone Emiko Ansai
054. Jacqueline Kenia Fonseca do Nascimento
055. Janaína da Rocha Brandi
056. Jayne Aparecida Levy
057. Joana Isabel Garrido Pinhão
058. João Carlos Miotto
059. Jorge Toshiyuki Acashi
060. Jorgete de Paula Moreira
061. José Antonio de Souza Camargo
062. Jose Herminio Donizete Milani Junior
063. José Manuel Fernandes de Oliveira
064. José Paulo de Andrade Perez Nunez
065. Juliana De' Carli

"Compartilhar, eis o grande e seguro caminho para a plenitude."

Johnny De' Carli

066. Kátia Cristina Pereira Nogueira
067. Lia Dulce Seabra Senna Pereira
068. Lia Yumi Takiy
069. Lila Nitzsche Ligabo de Carvalho
070. Lúcia de Siqueira Campos
071. Ludmila Viana
072. Luiz Paulo Sobral Neves
073. Mádna Rosário da Matta Machado
074. Manuel Vítor Gonçalves Leite
075. Manuelina Soares Maya
076. Marcela da Silva Cordeiro
077. Marcelo Beddim
078. Marcia Cristina Costa de Azevedo
079. Márcia Fernandes Rodrigues da Silva
080. Marcia Martins Maquiaveli
081. Marcia Terezinha da Rosa
082. Márcio Elechandre Carneiro
083. Marciria Pinto Nunes
084. Maria de Lourdes Alves Gomes
085. Maria Lúcia Pellizzaro Gregori
086. Maria Raquel Carvalho Vilela Filgueiras
087. Mariangela de Oliveira Monteiro
088. Marileide Silva Oliveira (Leda Oliveira)
089. Marinho Shiguehiro Yamamoto
090. Martha Cecilia Vesga de Olsson
091. Maurício Alves Oliveira
092. Maximiliano Pinheiro Leite
093. Mirtis Regina Gonçalves dos Santos Fernandes
094. Mônica Almeida Leite
095. Monica Hitomi Namiki Kajishima
096. Myriam Santos Muniz

"Qualquer que seja o problema, poderá ser mais facilmente enfrentado e resolvido se houver união entre o grupo atingido."

Johnny De' Carli

097. Norma Sueli Maciel
098. Oscar Nasser Safadi Filho
099. Osmar Correa dos Santos
100. Patrícia Fazan Pedroza
101. Paulo Sérgio Demétrio de Oliveira
102. Pricila Cardoso Ineu
103. Rachel Von Randow
104. Raquel Guimarães de Melo Alfonso
105. Regiane Pereira da Silva Filgueiras
106. Regina Helena Gomes
107. Renata Andréia da Silva de Castro Bastos
108. Renata Fraga Pinheiro Barbosa
109. Renata Lameira
110. Reno Rangel Costa Cruz Bonfim
111. Rita de Cássia Lima De' Carli
112. Roberto Carlos Costa Lelis
113. Rossana Marina Duro Sparvoli
114. Sandra Regina de Oliveira Rocha Lugão
115. Sandra Valeria Coelho
116. Sarita Bayer Pradez de Faria
117. Sérgio Alberto Cunha Vencio
118. Sheila Aparecida da Costa Uva
119. Sílvia Regina Castilho Gonçalves
120. Sônia Sueli Teixeira Guimarães
121. Tania Gonsales
122. Tereza Polati
123. Vera Lucia Ciampone
124. Viviane da Silva Almeida
125. Zira Carvajal Chaves

"Muitas pessoas ouvem recomendações e conselhos,
mas só os prudentes e coerentes se beneficiam deles."
Johnny De' Carli

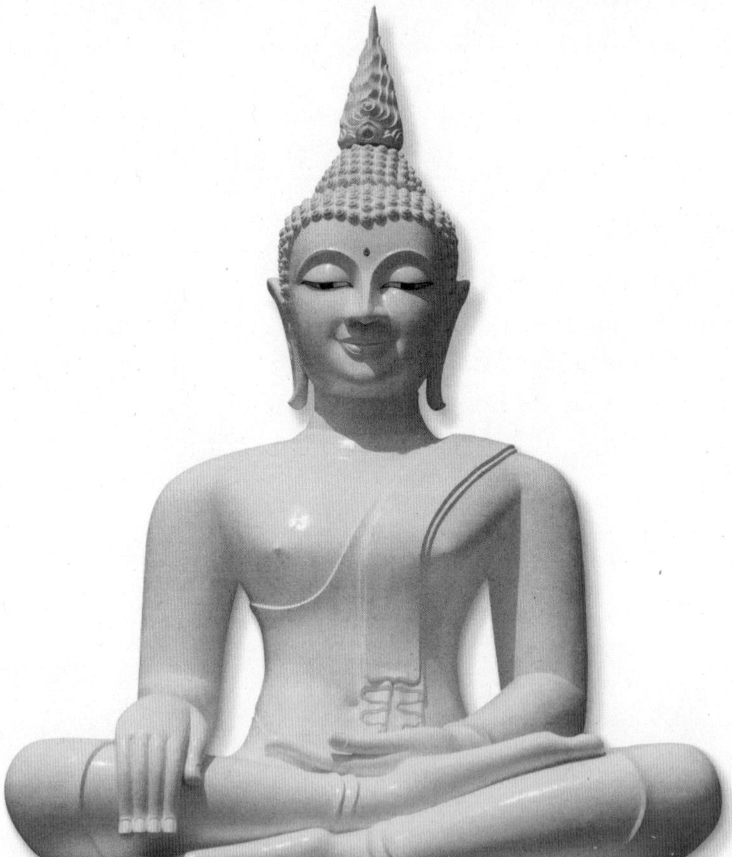

"O caminho do meio, evitando sempre os extremos,
é a maneira do ser humano manter-se feliz.
Qualquer excesso é negativo."

Johnny De' Carli

Anexo II

Instituto Brasileiro de Pesquisas e Difusão do Reiki

Pessoas interessadas em realizar seminários devem contatar:

Mestre Johnny De' Carli
Site: reikiuniversal.com.br
E-mail: ritadecarli@gmail.com
WhatsApp: (11) 99619-2769

Endereço em São Paulo:
Alameda Santos, 2223, conj. 52 – Cerqueira César
São Paulo/SP – CEP: 01419-101
Fone: (11) 3062-9647 e celular: (11) 99619-2769

Endereço no Rio de Janeiro:
Rua Siqueira Campos, 43 salas 633 e 634 – Copacabana
Rio de Janeiro/RJ – CEP: 22031-070
Fone: (21) 2256-8267

Todos estão convidados a conhecer nossas sedes.

"Seja um bom profissional, mantenha-se atualizado."
Johnny De' Carli

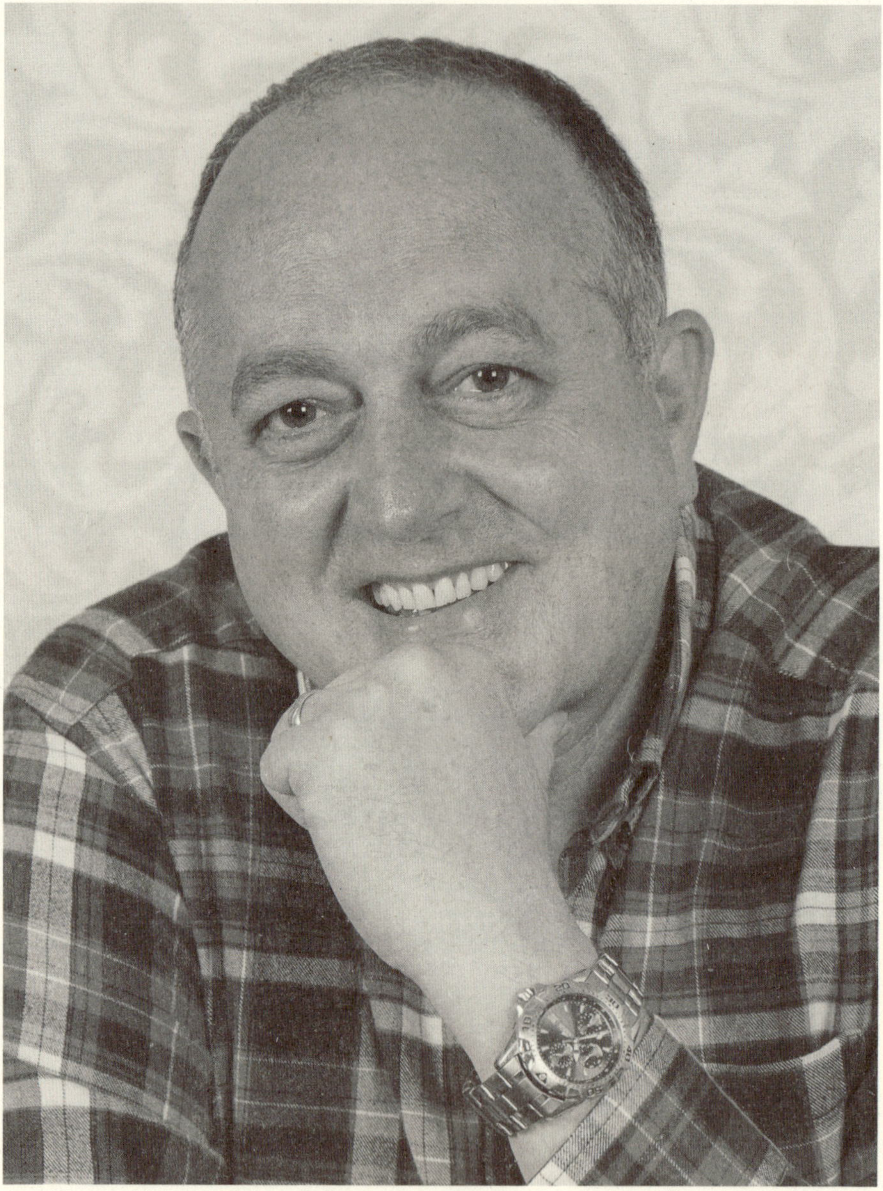

Mestre Karuna Johnny De' Carli

"A melhor sala de aula está aos pés de uma pessoa que ofereça bons exemplos. De nada adiantam teorias e explicações se não formos bons modelos."

Johnny De' Carli

Anexo III

Curriculum vitae do mestre Johnny De' Carli

1) Engenheiro Agrônomo formado pela Universidade Federal Rural do Rio de Janeiro (UFRRJ);
2) Bacharel em Teologia, pela Faculdade Teológica de São Mateus (FATESMA). São Paulo/SP;
3) Pós-graduado em Terapias Naturais e Holísticas, pela Universidade Castelo Branco (UCB). Rio de Janeiro/RJ;
4) Mestre em Ciências da Religião, pela Faculdade Teológica de São Mateus (FATESMA). São Paulo/SP;
5) Terapeuta Floral. Curso Avançado no The Dr. Edward Bach Centre. Londres/Inglaterra (1997);
6) Mestre de Reiki em várias versões:

a) **Sistema Usui/Tibetano.** The International Center for Reiki Training. Mestre William Lee Rand. Michigan/USA (1997)

b) **Sistema Osho-Neo-Reiki.** ASW und Energiearbeit Zentrum. Mestre Michael Prgomet. Egelsbach/Alemanha (1996).

"Sua profissão é a preciosa semente do patrimônio.
O trabalho honesto e profissional é a origem de toda a riqueza meritória."
Johnny De' Carli

Osho Commune International. Mestre Ma Anand Chandra. Pune/Índia (1999).

c) **Sistema Tradicional Japonês.** Mestre Fuminori Aoki. Tóquio/Japão (1998; 2002, 2011 e 2018).

d) **Gendai Reiki.** Mestre Doi Hiroshi. Kyoto/Japão (2002).

e) **Komyo Reiki.** Mestre Hyakuten Inamoto. Kyoto/Japão (2013).

f) **Sistema Karuna.** Mestre Cassia Treviso. São Paulo/SP (1999).

g) **Sistema Karuna Reiki®.** Mestre Cyd L. Makanui. Hilo/Big Island/Hawaii/USA (1999).

Mestre William Lee Rand. Michigan/Southfield/USA (2000).

7) Especialista em Botânica;

8) Pesquisador em Bioeletrografia (Kirliangrafia);

9) Por muitos anos, exerceu o cargo de professor universitário de pós-graduação na Universidade Castelo Branco (UCB) – Rio de Janeiro – RJ. (Curso de Pós-Graduação *Lato Sensu* em Terapias Naturais e Holísticas. Docente da disciplina Bioeletrografia Aplicada ao Diagnóstico Energético). Atualmente é professor de Extensão Universitária na "Faculdades Integradas Hélio Alonso (FACHA)", Rio de Janeiro – RJ.

10) Autor dos livros:

- Reiki Universal (14ª edição). Madras Editora (1998) e Butterfly Editora (2014);
- Reiki, A Terapia do 3º Milênio (5ª edição). Madras Editora (1999);

"Valorize sempre a sua profissão e o seu trabalho."

Johnny De' Carli

- Reiki, Amor, Saúde e Transformação (8ª edição). Madras Editora (2000) e Editora Alfabeto (2013);
- Reiki, Sistema Tradicional Japonês (4ª edição). Madras Editora (2003) e Anubis Editora (2014);
- Reiki Para Crianças (3ª edição). Madras Editora (2004) e Butterfly Editora (2020);
- Reiki, Os Poemas Recomendados por Mikao Usui (3ª edição). Madras Editora (2005) e Editora Nova Senda (2013);
- Reiki, Apostilas Oficiais (10ª edição). Madras Editora (2006) e Editora Isis (2013);
- Reiki, Como Filosofia de Vida (3ª edição). Editora Isis (2012);
- Tarô do Reiki (2ª edição). Editora Nova Senda (2014);
- Oráculo do Reiki (2ª edição). Editora Nova Senda (2016);
- Diário do Reiki (5ª edição). Editora Nova Senda (2016);
- Mil Reflexões de um Reiki Master (2ª edição). Editora Coma Livros (2017);
- Reiki, As Respostas da Usui Reiki Ryoho Gakkai. Anubis Editora (2018);
- O Livro da Gratidão do Reiki (2ª edição). Editora Nova Senda (2018);
- Reiki: Johnny De' Carli Responde, Volume I (1ª edição) – Editora Butterfly (2021).

11) Praticante ativo (Faixa Preta 1º *Dan*) de Karatê Shotokan – Japão. Sigma *Dojo*/MG, *Sensei* Fernando Antônio Teixeira Guimarães (5º Dan).

"Se você respeitar sua profissão, os outros a respeitarão e a você também."
Johnny De' Carli

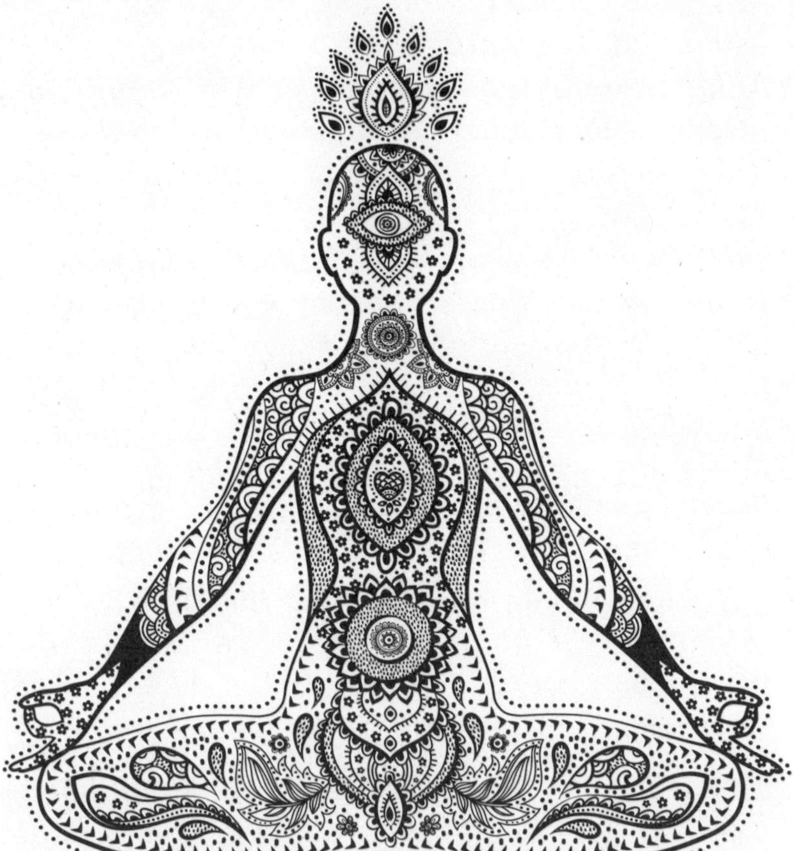

"Saiba reconhecer o valor de tudo."

Johnny De' Carli

Bibliografia

DE' CARLI, Johnny. *Reiki Apostilas Oficiais*. São Paulo: Editora Isis, 2006.

TREVISO, Cassia. *Apostilas de Karuna 1, 2 e Mestrado*. São Paulo, 1999.

"O bom livro tem o poder de mudar as pessoas e de mudar o mundo."
Johnny De' Carli

CONHEÇA OUTRAS OBRAS DO AUTOR

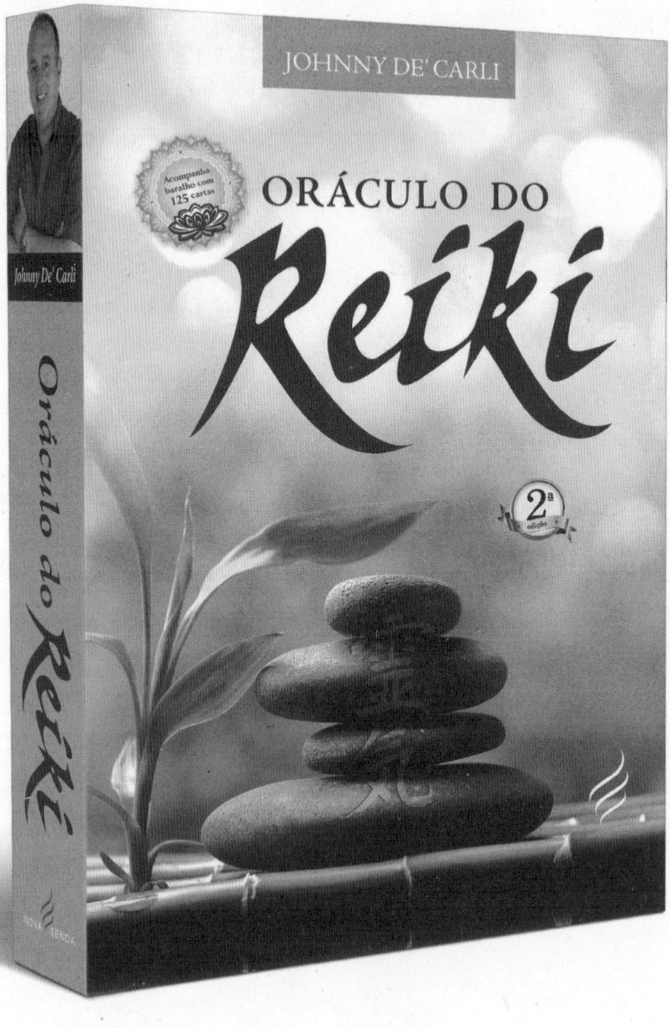

CONHEÇA OUTRAS OBRAS DO AUTOR

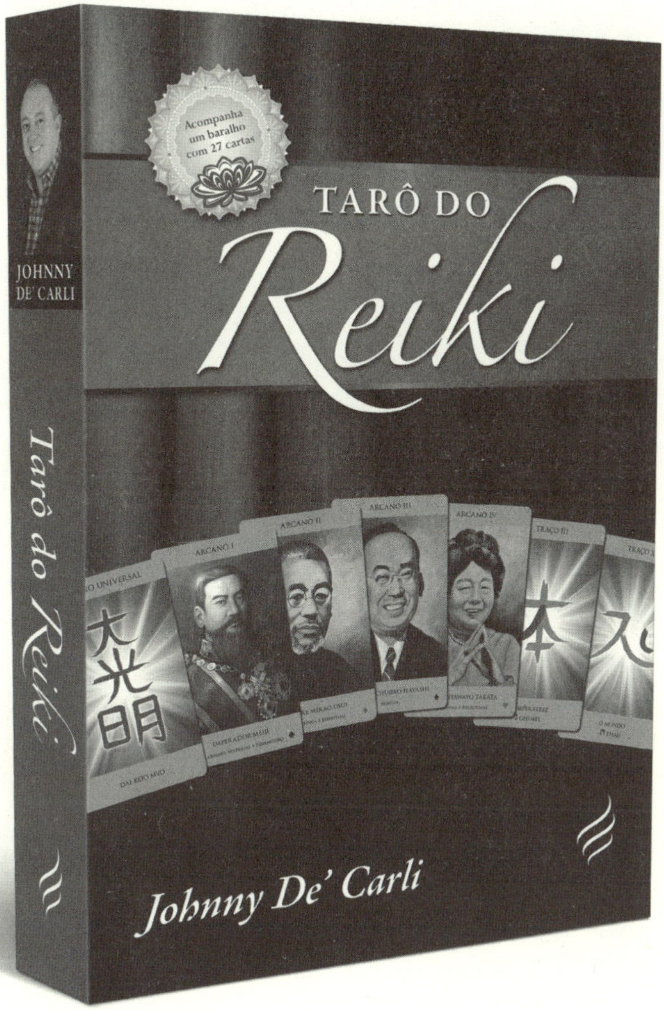

CONHEÇA OUTROS LIVROS DA EDITORA

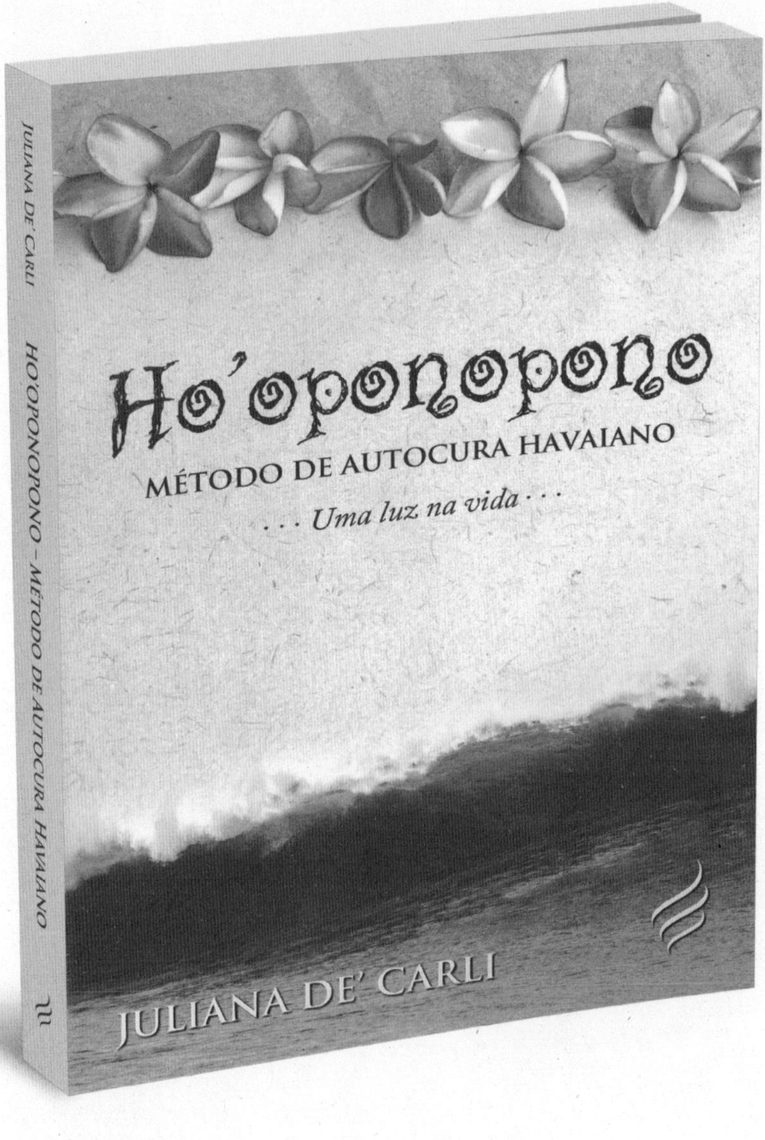